U0208426

内科临床诊断治疗实践

宋明明 著

汕頭大學出版社

图书在版编目（CIP）数据

内科临床诊断治疗实践 / 宋明明著 . -- 汕头 ： 汕头大学出版社，2021.12
ISBN 978-7-5658-4548-2

Ⅰ．①内… Ⅱ．①宋… Ⅲ．①内科－疾病－诊疗
Ⅳ．① R5

中国版本图书馆 CIP 数据核字（2021）第 267602 号

内科临床诊断治疗实践
NEIKE LINCHUANG ZHENDUAN ZHILIAO SHIJIAN

作　　者：宋明明
责任编辑：邹　峰
责任技编：黄东生
封面设计：中图时代
出版发行：汕头大学出版社
　　　　　广东省汕头市大学路 243 号汕头大学校园内　邮政编码：515063
电　　话：0754-82904613
印　　刷：廊坊市海涛印刷有限公司
开　　本：710mm×1000mm　1/16
印　　张：16.5
字　　数：280 千字
版　　次：2021 年 12 月第 1 版
印　　次：2023 年 1 月第 1 次印刷
定　　价：158.00 元
ISBN 978-7-5658-4548-2

版权所有，翻版必究
如发现印装质量问题，请与承印厂联系退换

目　录

第一章　呼吸系统疾病概论 ··· 1

第二章　急性气管–支气管炎 ·· 8

第三章　慢性支气管炎、慢性阻塞性肺疾病 ······························ 12

　　第一节　慢性支气管炎 ·· 12

　　第二节　慢性阻塞性肺疾病 ·· 19

第四章　慢性肺源性心脏病 ··· 28

第五章　支气管哮喘 ·· 41

第六章　肺　炎 ··· 52

第七章　支气管扩张症 ·· 62

第八章　肺结核 ··· 67

第九章　特发性肺纤维化 ··· 90

第十章　原发性支气管肺癌 ··· 96

第十一章　慢性呼吸衰竭 ·· 109

第十二章　循环系统疾病概论 ·· 122

第十三章　心力衰竭 ·· 126

　　第一节　慢性心力衰竭 ·· 126

　　第二节　急性心力衰竭 ·· 144

第十四章　常见心律失常 ·· 149

　　第一节　心律失常概述 ·· 149

　　第二节　期前收缩 ··· 154

　　第三节　阵发性心动过速 ·· 158

第四节　心房扑动与颤动 …………………………………………… 160

第五节　房室传导阻滞 ……………………………………………… 166

第十五章　高血压 …………………………………………………… 169

第一节　原发性高血压 ……………………………………………… 169

第二节　继发性高血压 ……………………………………………… 192

第十六章　心肌疾病 ………………………………………………… 197

第一节　扩张型心肌病 ……………………………………………… 197

第二节　肥厚型心肌病 ……………………………………………… 208

第三节　限制型心肌病 ……………………………………………… 214

第四节　心肌炎 ……………………………………………………… 217

第十七章　先天性心血管病 ………………………………………… 222

第一节　成人常见先天性心血管病 ………………………………… 222

第二节　成人先天性心脏病的介入治疗 …………………………… 249

参考文献 …………………………………………………………… 257

第一章　呼吸系统疾病概论

呼吸系统疾病是我国的常见病、多发病，根据最新对我国部分城市及农村前十位主要疾病死亡原因的统计数据，呼吸系统疾病（不包括肺癌）在城市的死亡病因中占第四位（13.1%），在农村占第三位（16.4%）。

（一）呼吸系统疾病的发生因素

（一）大气污染及吸烟

流行病学调查证实，呼吸系统疾病的增加与空气污染、吸烟密切相关，当空气中降尘或二氧化硫超过 $1000/m^3$ 时，慢性支气管炎急性发作明显增多；其他粉尘，如二氧化硅、煤尘、棉尘等可刺激呼吸系统引起各种肺尘埃沉着症；工业废气中致癌物质污染大气，是肺癌发病率增加的重要原因。近年来，大气颗粒物对呼吸系统的影响受到关注。

吸烟是环境的主要污染源，也是慢性阻塞性肺疾病和肺癌发病率增加的重要因素，吸烟者较非吸烟者，慢性支气管炎的发病率高 2~4 倍，肺癌的发病率高 4~10 倍（重度吸烟者可高 20 倍）。目前我国青年人吸烟人数增多，是呼吸系统疾病发病率增加的重要因素。

（二）感染性病原微生物

目前，感染性疾病仍然是呼吸系统疾病的主要原因，虽然自广泛应用抗生素以来，细菌性肺炎的病死率显著下降，但老年患者病死率仍高，且肺炎的发病率未见降低。在医院获得性肺炎中，耐甲氧西林的细菌明显增加；社区获得性肺炎除肺炎链球菌和流感嗜血杆菌外，还有军团菌、支原体、衣原体、病毒等。此外，免疫低下或免疫缺陷者的呼吸系统感染，则应重视特殊病原菌，如真菌、肺孢子菌及非典型分枝杆菌感染。由于至今尚未有治疗病毒的特效方法，故病毒感染性疾病的发病率未明显降低。目前，我国结核病患者人数居全球第二位，有肺结核患者500万，其中传染性者150万，而感染耐多药的结核分枝杆菌的患者可达17%以上。

（三）吸入性变应原

随着我国工业化和经济的发展，特别是在城市，变应原的种类及数量增多，如地毯、窗帘的广泛应用使室内尘螨数量增多；宠物饲养（鸟、狗、猫）导致动物毛变应原增加；空调中的真菌；都市绿化的某些花粉孢子；有机或无机化工原料、药物及食品添加剂；等等。以致哮喘、鼻炎等变应性疾病患病率增加。

（二）呼吸系统疾病的诊断思路

周密、详尽的病史和体格检查是诊断的基础，胸部X线和胸部CT对诊断肺部病变具有特殊重要的作用，还应结合常规化验及其他特殊检查结果，进行全面综合分析，力求做出病因、解剖、病理和功能诊断。

（一）病史

了解与肺部传染性疾病患者（如活动性肺结核）的密切接触史，对诊断十分重要；了解对肺部有毒物质的职业和个人史，如接触各种无机粉尘、有机粉尘、发霉的干草，吸入粉尘、花粉或进食某些食物时出现喷嚏、胸闷，剧烈运动后出现胸闷等，可提示肺部变应性疾病；询问吸烟史时，应有年包数的定量记载；是否曾使用可导致肺部病变的某些药物，如博来霉素、胺碘酮可引起肺纤维化，血管紧张素转化酶抑制剂可引起顽固性咳嗽，β受体阻滞剂可引起支气管痉挛等。

（二）症状

1. 咳嗽

常年咳嗽，秋、冬季加重提示慢性支气管炎和慢性阻塞性肺疾病；发作性干咳，尤其是夜间规律发作，可能是咳嗽变异型哮喘；持续而逐渐加重的刺激性咳嗽伴有气促，则考虑特发性肺纤维化或支气管肺泡癌。

2. 咳痰

痰的性状、量及气味对诊断有一定帮助。痰由白色泡沫或黏液状转为脓性多为细菌感染，大量黄脓痰常见于肺脓肿或支气管扩张，铁锈样痰可能是肺炎链球菌感染，红棕色胶冻样痰可能是肺炎克雷白杆菌感染；肺水肿时，则可能咳粉红色稀薄泡沫痰。

3. 咯血

痰中带血是肺结核、肺癌的常见症状。咯鲜血多见于支气管扩张，也可见于肺结核、急性支气管炎、肺炎和肺血栓栓塞症。

4. 呼吸困难

急性气促伴胸痛常提示肺炎、气胸和胸腔积液；左心衰竭可出现夜间阵发性呼吸困难；慢性进行性气促见于慢性阻塞性肺疾病、弥漫性肺纤维化；支气管哮喘发作时，出现呼气性呼吸困难，且伴有哮鸣音，缓解时可消失。

5. 胸痛

胸痛伴高热，则考虑肺炎，肺癌侵及壁层胸膜或骨，出现隐痛，持续加剧，甚至刀割样痛。突然性胸痛伴咯血和（或）呼吸困难，应考虑肺血栓栓塞症。自发性气胸可在剧咳或屏气时突然发生剧痛。

（三）体征

气管、支气管病变以干、湿啰音为主，肺部炎症有呼吸音性质、音调和强度的改变，特发性肺纤维化可在双肺出现吸气相高调爆裂音；胸腔积液、气胸或肺不张可出现相应的体征，并可伴有气管的移位。

（四）实验室和其他检查

1. 血液检查

呼吸系统感染，中性粒细胞增加，还可伴有中毒颗粒；嗜酸性粒细胞增加提示过敏、曲霉菌或寄生虫感染，荧光抗体、对流免疫电泳、酶联免疫吸附试验等对病毒、支原体和细菌感染的诊断均有一定的价值。

2. 抗原皮肤试验

哮喘的变应原皮肤试验阳性有助于变应体质的确定和相应抗原的脱敏治疗，对结核或真菌呈阳性的皮肤反应仅说明已受感染，并不能肯定患病。

3. 痰液检查

痰涂片在低倍镜视野里上皮细胞<10 个，白细胞>25 个，为相对污染少的痰标本；定量培养菌量>107cfu/ mL 可判为致病菌。反复做痰脱落细胞检查，有助于肺癌诊断。

4. 胸腔积液检查和胸膜活检

常规胸液检查可明确渗出性或漏出性胸液；胸液的溶菌酶、腺苷脱氨酶、癌胚抗原的检查及染色体分析，有助于结核性与恶性胸液的鉴别；脱落细胞和胸膜活检对明确肿瘤或结核有诊断价值。

5. 影像学检查

胸部 X 线透视配合正侧位胸片，可发现被心、纵隔等掩盖的病变，并能观察膈、心血管活动情况。高电压体层摄片和CT能进一步明确病变部位、性质及有关气道通畅程度。MRI对纵隔疾病和肺血栓栓塞症有较大的帮助。肺血管造影用于肺血栓栓塞症和各种先天性或获得性血管病变的诊断；支气管动脉造影对咯血有较好诊断价值。

6. 纤维支气管镜和胸腔镜检查

纤维支气管镜（简称纤支镜）能深入亚段支气管，直接窥视黏膜水肿、充血、溃疡、肉芽肿、新生物和异物等，做黏膜的刷检或钳检，进行组织学检查；并可经纤支镜做支气管肺泡灌洗，灌洗液的微生物、细胞学、免疫学、生物化学等检查，有助于明确病原和病理诊断；胸腔镜已广泛应用于胸膜活检、肺活检。

7. 放射性核素扫描

对肺区域性通气/灌注情况、肺血栓拴塞症和血液缺损及占位病变的诊断有帮助，正电子发射型计算机断层显像（PET）可以较准确地对<1cm的肺部阴影及肺癌纵隔淋巴结有无转移进行鉴别诊断。

8. 肺活体组织检查

经纤支镜做病灶活检，可反复取材，有利于诊断和随访疗效；近胸壁的肿块等病灶，可在胸透、B超或CT引导下定位做经胸穿刺肺活检；对于肺部纵隔部位的肿物及肿大的淋巴结，亦可通过纤支镜，在CT引导下从气管或支气管腔内对肿物进行穿刺取材，必要时可做开胸肺活检。

9. 超声检查

做胸腔积液及肺外周肿物的定位，指导穿刺抽液及穿刺活检。

10. 肺功能检测

可了解疾病对肺功能损害的性质及程度。对某些肺部疾病的早期诊断具有重要价值，如慢性阻塞性肺疾病表现为阻塞性通气功能障碍，而肺纤维化、胸廓畸形、胸腔积液、胸膜增厚或肺切除术后均显示限制性通气功能障碍。测定通气与血流在肺内的分布、右心系统静脉血向左侧分流及弥散功能，有助于明确换气功能损害的情况，如特发性肺纤维化及弥散性肺泡癌的弥散功能损害尤为突出。

三、呼吸系统疾病的诊治进展

随着科学技术和医学事业的发展，疾病的预防重于诊治，因而疾病的早期诊断十分重要。定期进行胸部 X 线摄片，对某些早期外周型肺癌的发现是有价值的。随着高分辨螺旋 CT 的广泛使用，对肺部小病灶的发现及诊断更准确。CT 肺动脉造影已成为肺血栓栓塞症的一线诊断方法。PET 对肺部阴影小病灶及纵隔淋巴结的定位，提供了更精确的方法。定期进行肺通气功能的检查将有助于诊断早期慢性阻塞性肺疾病，特别是对吸烟人群，人体体积描记仪能更全面发现肺功能的变化，强迫振荡技术更适宜对幼儿和老年人进行肺部功能测定。聚合酶链反应（PCR）技术的应用对肺结核、军团菌肺炎及支原体、肺孢子菌和病毒感染等的诊断有一定的价值。分子遗传学分析可确定遗传性 α_1-抗胰蛋白酶缺乏症、肺囊性纤维化等。

目前，我国已制定许多呼吸系统疾病（如慢性阻塞性肺疾病、支气管哮喘、肺血栓栓塞症、间质性肺疾病、医院获得性肺炎、社区获得性肺炎等）的防治指南以规范、指导疾病的防治。

新一代的各种抗生素（如四代头孢菌素、新一代喹诺酮类、碳青霉烯类等）对产超广谱 β 内酰胺酶（ESBLs）的阴性杆菌具有更强的治疗作用。新型糖肽类抗生素对耐甲氧西林葡萄球菌的疗效与万古霉素相似，副作用更少。新一代的抗真菌药物，对各类真菌感染疗效更佳，副作用更少。

由于呼吸生理和重症监护医学包括仪器设备的创新以及重症监护病房组织及管理系统的建立，特别是呼吸支持技术的发展与完善，极大地丰富了重症患者呼吸衰竭抢救的理论与实践，降低了病死率。各种通气模式的改进可对不同的病因引起的呼吸衰竭进行针对性的治疗。由于非创伤性面（鼻）罩通气的推广，将能预防一些疾病（如慢性阻塞性肺疾病、神经肌肉疾病）发展为呼吸衰竭，并使部分患者避免气管插管或切开。对睡眠状态的全套临床生理学检测和无创正压通气为睡眠呼吸障碍的诊断和治疗提供了全面的技术手段。

第二章　急性气管-支气管炎

急性气管-支气管炎是由感染，物理、化学刺激或过敏等因素引起的气管-支气管黏膜的急性炎症。多为散发，无流行倾向，年老体弱者易感。临床主要症状为咳嗽和咳痰。常见于寒冷季节或气温突然变冷时，也可由上呼吸道感染迁延而来。

【病因和发病机制】

（一）感染

引起本病的病毒有腺病毒、流感病毒、呼吸道合胞病毒、副流感病毒；细菌有流感嗜血杆菌、肺炎链球菌、链球菌、葡萄球菌等。病毒和细菌可直接感染气管-支气管，也可先侵犯上呼吸道，继而引起本病。近年来由支原体和衣原体引起者逐渐增多。

（二）物理、化学刺激

吸入冷空气、粉尘、刺激性气体或烟雾（如二氧化硫、二氧化氮、氨气、氯气、臭氧等）等。

（三）过敏反应

常见过敏原包括花粉、有机粉尘、细菌蛋白质、真菌孢子及在肺内移行的钩虫、蛔虫的幼虫。

【病理】

气管、支气管黏膜充血、水肿；纤毛细胞损伤、脱落；黏液腺体增生、肥大；并有淋巴细胞和中性粒细胞浸润。

【临床表现】

（一）症状

起病较急，全身症状较轻，可有发热。初为干咳或咳少量黏液痰，随后，痰量逐渐增多，有时痰中带血，咳嗽和咳痰可延续2~3周才消失。如支气管痉挛可出现程度不等的胸闷、气急。全身症状不严重，发热常为低至中等度，多在3~5天后降至正常。

（二）体征

可无明显体征或两肺呼吸音粗糙，并可闻及散在的干、湿啰音，部位不固定，咳嗽后减少或消失。

【实验室及其他检查】

（一）血常规检查

白细胞计数和分类多无明显改变，少数细菌感染严重者白细胞总数和中性粒细胞增多。

（二）痰液检查

涂片和培养可发现致病菌。

（三）胸部 X 线检查

多数表现为肺纹理增粗，少数无异常发现。

【诊断】

根据病史、症状和体征并结合外周血象和胸部 X 线检查结果做出诊断。痰液涂片和细菌培养等检查有助于病因诊断。

【鉴别诊断】

（一）流行性感冒

呼吸道症状较轻，全身中毒症状较重，如高热、全身肌肉酸痛、头痛、乏力等，常有流行病史，须根据病毒分离和血清学检查结果确诊。

（二）急性上呼吸道感染

鼻咽部症状较为突出，咳嗽、咳痰一般不明显，肺部无异常体征，胸部 X 线正常。

（三）其他疾病

还应与支气管肺炎、肺结核、支气管哮喘、肺脓肿、麻疹、百日咳等多种疾病进行鉴别。

【病情评估】

关于预后，急性气管-支气管炎多数可痊愈，少数病情迁延，可发展为慢性支气管炎。

【治疗】

（一）一般治疗

注意休息，多饮水。

（二）对症治疗

1. 镇咳

咳嗽较剧无痰时，可选用氢溴酸右美沙芬等镇咳剂。但可待因等强力镇咳药不宜用于有痰的患者。痰稠不易咳出时，可用复方甘草合剂。

2. 祛痰

常用祛痰药有溴己新、N-乙酰-L-半胱氨酸、盐酸氨溴索、强力稀化黏素等。

3. 解痉、抗过敏

伴有胸闷、喘息等支气管痉挛者可选用氨茶碱、沙丁胺醇和马来酸氯苯那敏等药物。

（三）抗菌治疗

一般选用青霉素类、大环内酯类（罗红霉素、阿奇霉素等）、氟喹诺酮类（环丙沙星、左氧氟沙星等）、头孢菌素类等抗生素，多数患者口服即可，症状较重者肌肉注射或静脉滴注。

【预防】

加强锻炼，增强体质，提高呼吸道的抵抗力，防止空气污染。清除鼻、咽、喉等部位的病灶。

第三章 慢性支气管炎、慢性阻塞性肺疾病

第一节 慢性支气管炎

慢性支气管炎是指气管、支气管黏膜及其周围组织的慢性非特异性炎症。临床上以慢性反复发作性的咳嗽、咳痰或伴有喘息为特征。本病为我国的常见病、多发病，吸烟者的患病率高达 10%～20%，远高于不吸烟者，北方患病率高于南方，大气污染严重的工矿地区患病率高于一般城市。

【病因和发病机制】

本病的病因尚不完全清楚，可能是多种因素长期相互作用的结果。

（一）吸烟

是最主要的发病因素。吸烟可导致支气管上皮纤毛变短、不规则，纤毛运动发生障碍；支气管杯状细胞增生，黏液分泌增加，气管净化能力减弱；支气管黏膜充血、水肿，黏液积聚，削弱肺泡吞噬细胞的吞噬、杀菌作用；平滑肌收缩，引起支气管痉挛，增加气道阻力这些因素均会降低局部抵抗力，使支气管容易受到细菌、病毒的感染。

（二）空气污染

空气中的刺激性烟雾和一些有害气体，如氯、二氧化氮、二氧化硫等能

直接刺激支气管黏膜，并产生细胞毒作用。二氧化硫能刺激腺体分泌，增加痰量，二氧化氮可诱导实验动物的小气道阻塞。空气中的烟尘或二氧化硫超过 1000 μg/m³ 时，慢性支气管炎的发病显著增多。

（三）感染

感染是慢性支气管炎发生、发展的重要因素。慢性支气管炎急性发作期呼吸道病毒感染的发生率为 7%～64%。感染的病毒主要有鼻病毒、流感病毒、副流感病毒、腺病毒及呼吸道合胞病毒。呼吸道上皮因病毒感染造成损害，又容易继发细菌感染，常见的细菌为肺炎链球菌、流感嗜血杆菌、甲型链球菌和卡他莫拉菌。

（四）其他

寒冷空气刺激呼吸道，引起呼吸道防御功能降低、支气管平滑肌收缩、局部血液循环障碍，有可能诱发慢性支气管炎急性发作。喘息型慢性支气管炎与过敏因素也有一定的关系。过敏反应造成支气管收缩痉挛、组织细胞损害和炎症反应，引起慢性支气管炎。慢性支气管炎的发生还可能有机体内在因素的参与：①自主神经功能失调，副交感神经功能亢进，气道反应增高。②年老体弱，呼吸道防御功能下降，喉头反射减弱。③维生素 A、维生素 C 等营养物质的缺乏，影响支气管黏膜上皮的修复功能。④遗传。

【病理】

支气管黏膜上皮细胞变性、坏死、增生及鳞状上皮化生，纤毛变短、粘连、倒伏、参差不齐或脱落，杯状细胞增生，黏膜下腺体增生肥大，黏液腺分泌亢进，浆液腺及混合腺相应减少，黏膜下炎性细胞浸润，毛细血管充血、水肿，并逐渐蔓延至周围组织。晚期，支气管平滑肌和气管周围纤维组织增生，肺细小动脉壁硬化，软骨退变、骨化，管腔狭窄或局部扩张、弹性减退，进而发生阻塞性肺气肿和间质纤维化。

【病理生理】

早期病变主要发生在内径<2 mm 的小气道，闭合气量可见增大，但常规肺功能检测大多正常。当炎症蔓延至较大的支气管时，气道狭窄，阻力增加，常规通气功能测验，如最大通气量、第一秒用力呼气量、最大呼气中期流速均轻度减低。残气量轻度增加，但肺活量正常。

【临床表现】

（一）症状

本病起病缓慢，病程较长，反复发作，病情逐渐加重。起初常在寒冷季节出现，晨起尤为显著，夏天自然缓解，以后可终年发病。

1. 咳嗽

咳嗽的主要原因是支气管黏膜的充血、水肿及分泌物在支气管腔内的积聚。咳嗽的特征一般是白天程度较轻，早晨较重，临睡前出现阵发性咳嗽或排痰。

2. 咳痰

常以清晨较多。痰液一般呈白色黏液或浆液泡沫状，黏稠不易咳出，量不多，偶可带血丝。在伴有急性呼吸道感染时，变为黏液脓性，同时症状加剧，痰量增多，黏稠度增加。

3. 喘息

部分患者有喘息且伴有哮鸣音。早期无气促现象，随着病情发展，可伴有不同程度的气短或呼吸困难，并逐渐加重。

（二）体征

早期多无异常体征。急性发作期有时在肺底部可听到湿啰音和干啰音，为散在性，咳嗽后可以减少或消失。喘息型慢性支气管炎在咳嗽或深吸气后可听到哮鸣音，发作时有广泛湿啰音和哮鸣音，哮鸣音持续时间较长，不易完全消失。

【并发症】

常见并发症有阻塞性肺气肿、支气管肺炎、支气管扩张。

【实验室及其他检查】

（一）胸部 X 线检查

可见两下肺纹理增粗、紊乱，呈网状或条索状、斑点状阴影，亦可无明显异常。

（二）肺功能检测

闭合容量增加，最大呼气流速–容积曲线在 75% 和 50% 肺容量时，流量明显降低，说明有小气道阻塞。

（三）血常规检查

细菌感染时白细胞计数及中性粒细胞比值增高。

（四）痰液检查

可培养出致病菌，涂片可发现革兰阳性菌或革兰阴性菌，或大量中性粒细胞、破坏的杯状细胞。

【诊断】

主要根据病史和症状。反复发作的咳嗽、咳痰或伴喘息，每年发病至少持续 3 个月，并连续两年或以上者，排除其他心、肺疾患（如肺结核、尘肺、支气管哮喘、支气管扩张、肺癌、心脏病等），诊断即可成立。如每年发病持续不足 3 个月，而有明确的客观检查依据（如 X 线、肺功能等），亦可诊断。

【鉴别诊断】

（一）咳嗽变异型哮喘

以刺激性咳嗽为特征，灰尘、油烟、冷空气等容易诱发咳嗽，常有家庭或个人过敏疾病史。对抗生素治疗无效，支气管激发试验阳性可鉴别。

（二）肺结核

活动性肺结核患者常有结核中毒症状或局部症状，如低热、乏力、盗汗、咯血等，X 线检查可发现肺部病灶，痰结核菌检查阳性。老年肺结核的中毒症状不明显，常被慢性支气管炎的症状所掩盖，应特别注意。

（三）支气管哮喘

起病年龄较轻，常有个人或家族过敏史，发病的季节性强，一般无慢性咳嗽、咳痰史，临床上以发作性喘息为特征，两肺满布哮鸣音。而喘息型慢性支气管炎多见于中、老年人，一般以咳嗽、咳痰伴发喘息及哮鸣音为主要表现，喘息在感染控制后多可缓解，但肺部哮鸣音可持续存在。

（四）支气管扩张症

多继发于儿童或青年期麻疹、肺炎或百日咳后，有反复咳嗽、大量脓痰和咯血症状。肺下部一侧可听到部位固定的湿啰音，并可见杵状指（趾）。胸部 X 线检查常见肺下部肺纹理粗乱，病变严重者可见卷发状阴影。CT 可清楚地显示扩张的支气管。

（五）肺癌

多见于 40 岁以上长期吸烟者，咳嗽性质发生改变，出现刺激性干咳，持续性痰中带血，胸部 X 线检查肺部有块影或阻塞性肺炎，经正规抗菌治疗未能完全消散，应考虑肺癌的可能。痰脱落细胞、CT 或纤维支气管镜检查一般可以明确诊断。

（六）特发性肺纤维化

临床经过缓慢，开始仅有咳嗽、咳痰，偶有气短。听诊在胸部下后侧可闻爆裂音。血气分析示动脉血氧分压降低，而二氧化碳分压可不升高。

【病情评估】

（一）分型

分为单纯型和喘息型。单纯型主要表现为反复咳嗽、咳痰，不伴有喘息；喘息型除有咳嗽、咳痰外，尚伴有喘息、哮鸣音，其喘鸣在阵发性咳嗽时加剧，睡眠时明显。

（二）分期

根据病情进展，本病分为 3 期。

1. 急性发作期

指在 1 周内出现脓性或黏液脓性痰，痰量明显增加，或伴有发热等炎症表现，或 "咳" "痰" "喘" 等症状任何一项明显加剧。

2. 慢性迁延期

指有不同程度的 "咳" "痰" "喘" 症状，迁延 1 个月以上者。

3. 临床缓解期

指经过治疗或临床缓解，症状基本消失或偶有轻微咳嗽，少量咳痰，保持 2 个月以上者。

（三）预后

部分患者病情可控制，且不影响工作和学习；部分患者有发展成慢性阻塞性肺疾病的趋势，甚至肺心病，则预后不良。

【治疗】

（一）急性发作期及慢性迁延期

1. 控制感染

抗生素的选择应根据感染的主要致病菌及感染的严重程度，必要时可进行药物敏感试验。常用的抗生素有氨苄西林、阿莫西林、头孢菌素类、喹诺酮类和新大环内酯类等，病情严重者须静脉、联合用药。

2. 祛痰、镇咳

可用盐酸氨溴索 30 mg，每天 3 次，口服。溴己新、棕色合剂（又名复方甘草合剂）等均有一定的祛痰作用。除少数刺激性干咳外，一般不宜单纯采用镇咳药物，以免影响痰液排出，抑制呼吸中枢，加重呼吸道阻塞，使病情加重。

3. 解痉、平喘

气喘者常选用解痉平喘药物，如氨茶碱、特布他林、沙丁胺醇、复方氯喘片等。如支气管扩张剂使用后效果不明显，气道仍有持续阻塞，必要时可试用糖皮质激素。

4. 气雾疗法

生理盐水或祛痰药进行雾化吸入，或用超声雾化吸入，可稀释气管内的分泌物，有利于排痰。常用吸入型支气管扩张剂有特布他林、沙丁胺醇或异丙托溴铵。

（二）临床缓解期

免疫调节剂如卡介菌多糖核酸注射液、胸腺肽和必思添（克雷白杆菌提取的糖蛋白）等对预防继发感染、减少发作可能有一定的效果。

【预防】

首先是戒烟。吸烟不仅是慢性支气管炎的重要发病原因，烟雾对周围人群也会带来危害。应改善环境卫生，做好个人保护，加强体育、呼吸和耐寒锻炼，增强体质，注意保暖，预防感冒。处理"三废"，消除大气污染，避免有害气体对呼吸道的刺激。

第二节　慢性阻塞性肺疾病

慢性阻塞性肺疾病（chronic obstructive pulmonary disease, COPD）是一种以持续存在的气流受限为特征的肺部疾病，气流受限不完全可逆，呈进行性发展，主要累及肺部，也可引起肺外各器官的损害但是积极的预防与有效的治疗，可延缓、减轻，甚至阻止病情的发展。

COPD 是一种常见的呼吸系统疾病，患病率和病死率均居高不下。该病因肺功能进行性减退，严重影响患者的劳动力和生活质量，造成巨大的社会和经济负担，根据世界银行/世界卫生组织发表的研究，至 2020 年 COPD 居世界疾病经济负担的第五位。

【病因和发病机制】

（一）吸烟

重要的发病因素，烟龄越长，吸烟量越大，COPD 患病率越高。

（二）职业粉尘和化学物质

接触职业粉尘及化学物质，如烟雾、过敏原、工业废气及室内空气污染等，浓度过高或时间过长时，均可产生与吸烟类似的 COPD。

（三）空气污染

大气中的有害气体，如二氧化硫、二氧化氮、氯气等可损伤气道黏膜上皮，使纤毛清除功能下降，黏液分泌增加，为细菌感染创造条件。

（四）感染因素

与慢性支气管炎类似，感染亦是 COPD 发生发展的重要因素之一。

（五）蛋白酶-抗蛋白酶失衡

蛋白酶增多或抗蛋白酶不足均可导致组织结构破坏，产生肺气肿。先天性 α_1-抗胰蛋白酶缺乏多见于北欧血统的个体。

（六）氧化应激

许多研究表明，COPD 患者的氧化应激增加，超氧阴离子、H_2O_2 和一氧化氮（NO）等氧化物可直接作用并破坏许多生化大分子，如蛋白质、脂质和核酸等，导致细胞功能障碍或细胞死亡，还可破坏细胞外基质，促进炎症反应。

（七）其他

如自主神经功能失调、营养不良、气温变化等，都可能参与 COPD 的发生、发展。

【病理】

支气管黏膜上皮细胞变性、坏死，溃疡形成。纤毛倒伏、变短、不齐、粘连，部分脱落。杯状细胞数目增多肥大，分泌亢进，腔内分泌物潴留。基底膜变厚坏死。支气管腺体增生肥大。各级支气管壁均有多种炎症细胞浸润，以中性粒细胞、淋巴细胞为主。炎症导致气管壁的损伤-修复过程反复发生，进而引起气管结构重建、胶原含量增加及瘢痕形成，这些病理改变是 COPD 气流受限的主要病理基础之一。

【病理生理】

在早期，一般反映大气道功能的检查如第一秒用力呼气容积（FEV1）、最大通气量、最大呼气中期流速多为正常，但有些患者小气道功能（直接小于 2 mm 的气道）已发生异常。随着病情加重，气道狭窄，阻力增加，常规通气功能检查可有不同程度异常。随着病情进展，气道阻力增加，气流受限成为不可逆性。

【临床表现】

(一) 症状

本病起病缓慢，病程较长。其主要症状包括：

1. 慢性咳嗽

随着病程发展可终身不愈，常晨间咳嗽明显，夜间有阵咳或排痰。

2. 咳痰

一般为白色黏液或浆液泡沫状，偶可带血丝，清晨排痰较多。急性发作时痰量增多，可有脓性痰。

3. 气短或呼吸困难

是 COPD 的典型症状。早期在劳力时出现，后逐渐加重，以致在日常活动，甚至休息时也感到气短。

4. 喘息和胸闷

部分患者特别是重度患者或急性加重时出现喘息。

5. 其他

晚期可出现体重下降、食欲减退等。

(二) 体征

早期可无异常，随着疾病进展出现以下体征：桶状胸，呼吸变浅，频率增快，语颤减弱，叩诊呈过清音，心浊音界缩小，肺下界和肝浊音界下降，呼吸音减弱，呼气延长，部分患者可闻及湿啰音和（或）干啰音。

【并发症】

（一）慢性呼吸衰竭

常在 COPD 急性加重时发生，可出现缺氧和二氧化碳潴留的表现。

（二）自发性气胸

如有突然加重的呼吸困难，并伴有明显的紫绀，患侧肺部叩诊为鼓音，听诊呼吸音减弱或消失，应考虑自发性气胸的可能，通过 X 线检查可以确诊。

（三）慢性肺源性心脏病

由于长期 COPD 引起肺血管床减少及缺氧，使肺动脉痉挛、血管重建，导致肺动脉高压、右心室肥厚扩大，最终发生右心功能不全。

【实验室及其他检查】

（一）肺功能检测

判断气流受限的主要客观指标，对 COPD 诊断、严重度评估、疾病进展、预后及治疗反应等有重要意义。

（二）胸部 X 线检查

COPD 早期可无变化，以后可出现肺纹理增粗、紊乱等非特异性改变，也可出现肺气肿改变。X 线胸片改变对 COPD 诊断的特异性不高，主要作为确定肺部并发症及排除其他肺部疾病之用。

（三）胸部 CT 检查

不应作为 COPD 的常规检查。高分辨 CT 对有疑难病例的鉴别诊断有一定意义。

（四）血气分析

对确定是否发生呼吸衰竭及其类型有重要意义。

【诊断】

主要根据吸烟等高危因素史、临床症状、体征及肺功能等综合分析确定。不完全可逆的气流受限是 COPD 诊断的必备条件。吸入支气管扩张剂后第一秒用力呼气量/用力肺活量（FEV_1/FVC）<70%，即可诊断。

【鉴别诊断】

本病主要和支气管哮喘鉴别。【病情评估】

（一）急性加重期

短期内咳嗽、咳痰、气短和（或）喘息加重，痰量增多，呈脓性或黏液脓性，可伴发热等。

（二）稳定期

咳嗽、咳痰、气短等症状稳定或较轻。

【治疗】

（一）稳定期

1. 脱离污染

戒烟，脱离污染环境。

2. 扩张支气管

（1）β_2 受体激动剂

主要有沙丁胺醇和特布他林气雾剂，每次 100～200 μg（1～2 喷），定量吸入，疗效持续 4～5 小时，每 24 小时不超过 8～12 喷；沙美特罗、福莫特罗属长效 β_2 受体激动剂，每天仅需吸入 2 次。

（2）抗胆胆能药

主要有异丙托溴铵气雾剂，开始作用时间较慢，但持续时间长，维持 6～8 小时，剂量为 40～80 μg（每喷 20 μg），每天 3～4 次。噻托溴铵为长效抗胆碱药，作用长达 24 小时以上，吸入剂量为 18 μg，每天 1 次。

（3）茶碱类药物

缓释型或控释型茶碱，0.2 g，每天 2 次；或氨茶碱，0.1 g，每天 3 次。

3. 祛痰

常用药物有盐酸氨溴索 30 mg，每天 3 次；N-乙酰半胱氨酸 0.2 g，每天 3 次；或羧甲司坦 0.5 g，每天 3 次；稀化黏素 0.3 g，每天 3 次。

4. 糖皮质激素的使用

长期规律吸入糖皮质激素较适用于 $FEV_1 < 50\%$ 预计值并且有临床症状及反复加重的 COPD 患者。联合吸入糖皮质激素和长效 β_2 受体激动剂，比各自单用效果好，目前有布地奈德加福莫特罗、氟替卡松加沙美特罗两种联合制

剂。

5. 长期家庭氧疗

应在Ⅳ级即极重度 COPD 患者应用，具体指征是：①$P_aO_2 \leqslant 55$ mmHg 或动脉血氧饱和度（SaO_2）≤88%，有或没有高碳酸血症。②$PaO_2 55 \sim 60$ mmHg，或 $SaO_2 < 89\%$，并有肺动脉高压、心力衰竭水肿或红细胞增多症（红细胞比积>55%）。一般是经鼻导管吸入氧气，流量 $1 \sim 2$ L/min，吸氧持续时间>15 h/d。长期家庭氧疗的目的是使患者在静息状态下，达到 $PaO_2 60$ mmHg 和（或）使 SaO_2 升至 90%。

（二）急性加重期

1. 控制感染

细菌感染是导致 COPD 急性加重最重要的原因，即使初期是由病毒感染引起，亦很快因并发细菌感染而加重病情，故临床选择敏感抗生素是极为重要的措施。治疗应根据 COPD 严重程度及相应的细菌分层情况，结合当地常见致病菌类型及耐药流行趋势和药敏情况尽早选择敏感抗生素。如对初始治疗方案反应欠佳，应及时根据细菌培养及药敏试验结果调整抗生素。

2. 扩张支气管

短效 β_2 受体激动剂较适用于 COPD 急性加重期的治疗。若效果不显著，建议加用抗胆碱能药物（如异丙托溴铵、噻托溴铵等）。对于较为严重的 COPD 加重者，可考虑静脉滴注茶碱类药物。

3. 控制性氧疗

是住院患者的基础治疗。无严重合并症患者氧疗后易达到满意的氧合水平（$PaO_2 > 60$ mmHg 或 $SaO_2 > 90\%$）。但吸入氧浓度不宜过高，需注意可能发生潜在的二氧化碳潴留及呼吸性酸中毒。

4. 糖皮质激素的使用

住院患者宜在应用支气管扩张剂基础上，口服或静脉滴注糖皮质激素，口服泼尼松 30~40 mg/d，连续 7~10 天后逐渐减量停药。也可以静脉给予甲泼尼龙 40 mg，每天 1 次，3~5 天后改为口服。

5. 祛痰

溴己新 8~16 mg，每天 3 次；盐酸氨溴索 30 mg，每天 3 次。

【预防】

主要是避免发病的高危因素、急性加重的诱发因素及增强机体免疫力。戒烟是预防 COPD 最重要也是最简单易行的措施。控制职业和环境污染，积极防治婴幼儿和儿童期的呼吸系统感染。流感疫苗、肺炎链球菌疫苗等对防止 COPD 患者反复感染可能有益。加强体育锻炼，增强体质，提高机体免疫力，可帮助改善机体一般状况。此外，应定期对高危因素的人群进行肺功能检测，以尽可能早期发现 COPD 并及时予以干预。

第四章　慢性肺源性心脏病

慢性肺源性心脏病简称慢性肺心病，是指慢性肺、胸廓疾病或肺血管病变所引起的肺循环阻力增加、肺动脉高压，进而引起右心室肥厚、扩大，甚至发生右心衰竭的心脏病。

本病是我国比较常见的一种心脏病，多见于 40 岁以上的患者。以寒冷、高原、农村地区吸烟者患病率为高。本病绝大多数是从慢性支气管炎、慢性阻塞性肺疾病发展而来，多在冬季由于呼吸道感染而导致心力衰竭。

【病因】

（一）支气管、肺疾病

以慢性阻塞性肺疾病最常见，其次为支气管哮喘、重症肺结核、支气管扩张、尘肺、慢性弥漫性肺间质纤维化、结节病和结缔组织病等。

（二）严重的胸廓畸形

较少见，如严重的脊椎后、侧凸，脊椎结核，类风湿性脊柱炎，广泛胸膜增厚粘连和胸廓成形术后造成的严重胸廓或脊柱畸形等。

（三）肺血管疾病

甚少见，如原因不明的原发性肺动脉高压、广泛或反复发作的多发性肺小动脉栓塞和肺小动脉炎以及原发性肺动脉血栓形成等。

（四）神经肌肉疾病

罕见，如脊髓灰质炎、肌营养不良和肥胖通气不良综合征等。

【发病机制】

肺循环阻力增加，肺动脉高压，右心负荷增加，右心室肥厚扩大，最后引起右心衰竭，是不同病因发展至慢性肺心病的共同机制。

（一）肺动脉高压

肺动脉高压（pulmonary arterial hypertension，PAH）的发生主要与以下因素有关。

1. 肺血管器质性改变

长期反复发作的慢性支气管炎及其周围炎可累及邻近肺细小动脉，引起管壁炎症，管壁增厚，管腔狭窄或纤维化，甚至完全闭塞，导致肺泡内压增高，压迫肺泡壁毛细血管，使肺泡壁毛细血管床减少。严重COPD出现明显肺气肿时，肺泡过度充气，使多数肺泡的间隔破裂融合，也可导致肺泡壁毛细血管床减少。如其减少程度较轻、范围较小，则肺动脉压力升高不明显，当其减少超过70%时，则肺循环阻力增大，肺动脉压力明显升高，促使肺动脉高压发生。

2. 肺血管功能性改变

由于慢阻肺及其他病因使肺的呼吸功能发生障碍，引起缺氧和呼吸性酸中毒，使肺细小动脉痉挛，导致肺动脉高压。

（1）体液因素

肺部炎症可激活炎症细胞，释放一系列炎症介质，引起肺血管收缩。

（2）组织因素

缺氧可直接引起肺血管收缩。肺泡气二氧化碳分压（$PaCO_2$）上升，可引起局部肺血管收缩和支气管舒张。

（3）神经因素

缺氧和高碳酸血症可刺激颈动脉窦和主动脉体化学感受器，反射性地通过交感神经兴奋，儿茶酚胺分泌增加，使肺动脉收缩。

3. 肺血管重建

指在缺氧等刺激因子作用下，肺血管在结构上发生的一系列变化，主要表现在无肌层肺小动脉出现明显的肌层，肌层肺小动脉中层增厚，内膜纤维增生，内膜下出现纵行肌束以及弹力纤维和胶原纤维性基质增多，结果使肺血管变硬，阻力增加。

4. 血栓形成

尸检发现，部分慢性肺心病急性发作期患者存在多发性肺微小动脉原位血栓形成。

5. 血容量增多和血液黏稠度增加

慢性缺氧，导致促红细胞生长素分泌增加，继发性红细胞生成增多，肺血管阻力增高。COPD 患者还存在肺毛细血管床面积减少和肺血管顺应性下降等因素，血管容积的代偿性扩大明显受限，因而肺血流量增加时，引起肺动脉高压。

（二）右心功能的改变

肺循环阻力增加，肺动脉压力升高后，右心发挥其代偿功能，以克服肺动脉压力升高的阻力而发生右心室肥大。肺动脉高压早期，右心室尚能代偿，舒张末期压仍正常。随着病情的进展，特别是在急性呼吸道—肺感染发作时，肺动脉高压持续存在且较严重，超过右心的负荷，右心失代偿，右心排血量下降，右心室收缩终末期残余血量增加，舒张末期压增高，发生右心衰竭。

【病理】

（一）肺部主要原发性病变

绝大多数为慢性支气管炎和慢性阻塞性肺疾病的病理变化。

（二）肺血管的病变

肺动脉血管的管壁增厚和管腔狭窄或闭塞；肺泡壁毛细血管床的破坏和减少；肺广泛纤维化、瘢痕组织收缩；严重肺气肿压迫肺血管使其变形、扭曲。

（三）心脏病变

主要病变为心脏重量增加、右心肥大、右心室肌肉增厚、心室腔扩大、肺动脉圆锥膨隆。

【临床表现】

本病发展缓慢，分为代偿期和失代偿期两个阶段，临床上除原有肺、胸疾病的各种症状和体征外，主要是逐步出现的肺、心功能不全及其他器官受损的征象。

（一）肺、心功能代偿期（包括缓解期）

1. 肺部原发疾病表现

①长期慢性咳嗽、咳痰或喘息病史，逐渐出现乏力、呼吸困难，活动后心悸、气促加重。②肺气肿体征。③由于肺或支气管病变，肺部听诊常有干、

湿啰音。

2. 脉动脉高压和右心室肥大体征

①肺动脉瓣区第二心音亢进（提示肺动脉高压）。②三尖瓣区出现收缩期杂音或剑突下的心脏收缩期搏动，多提示有右心室肥厚、扩大。③部分病例因严重肺气肿使胸腔内压升高，上腔静脉回流受阻，可出现颈静脉充盈；又因膈肌下降，肝下缘可在肋下触及，酷似右心功能不全的体征，但此时静脉压无明显升高，肝脏无淤血、前后径并不增大，且无压痛，可予鉴别。

（二）肺、心功能失代偿期

多由急性呼吸道感染所诱发。除上述症状加重外，相继出现呼吸衰竭和心力衰竭。

1. 呼吸衰竭

主要表现为缺氧和二氧化碳潴留症状。

（1）低氧血症

除胸闷、心悸、心率增快和紫绀外，严重者可出现头晕、头痛、烦躁不安、谵妄、抽搐和昏迷等症状。

（2）二氧化碳潴留

头痛，多汗，失眠，夜间不眠，日间嗜睡。重症出现幻觉、神志恍惚、烦躁不安、精神错乱和昏迷等精神、神经症状，以致死亡。

2. 心力衰竭

以右心衰竭为主。心悸、心率增快、呼吸困难及紫绀进一步加重，上腹胀痛、食欲不振、少尿。主要体征为颈静脉明显怒张，肝肿大伴有压痛，肝颈静脉反流征阳性，下肢水肿明显，并可出现腹水。因右心室肥大使三尖瓣相对关闭不全，在三尖瓣区可听到收缩期杂音，严重者可出现舒张期奔马律。也可出现各种心律失常，特别是房性心律失常。病情严重者可发生休克。少数患者亦可出现急性肺水肿或全心衰竭。

【并发症】

（一）肺性脑病

指慢性肺、胸疾病伴有呼吸功能衰竭，出现缺氧、二氧化碳潴留而引起精神障碍、神经症状的一种综合征。为肺心病死亡的首要原因。临床常见神志淡漠、肌肉震颤、间歇抽搐、嗜睡、昏睡、昏迷等表现，神经系统检查可出现腱反射减弱或消失、锥体束征阳性等体征。

（二）酸碱平衡失调及电解质紊乱

呼吸衰竭时，由于动脉血二氧化碳分压升高，血液碳酸浓度增加，普遍存在呼吸性酸中毒。然而，常因体内代偿情况的不同或并存其他疾病的影响，还可出现各种不同类型的酸碱平衡失调及电解质紊乱，如肺心病急性加重期，治疗前往往是呼吸性酸中毒并发代谢性酸中毒及高钾血症；治疗后又易迅速转为呼吸性酸中毒并发代谢性碱中毒及低钾、低氯血症而加重神经系统症状。

（三）心律失常

多表现为房性早搏及阵发性室上性心动过速，也可有房性扑动及心房颤动。少数病例由于急性严重心肌缺氧，可出现心室颤动以至心脏骤停。

（四）休克

肺心病较常见的严重并发症及致死原因之一。其发生原因有：①中毒性休克：由于严重呼吸道-肺感染、细菌毒素所致微循环障碍引起。②心源性休克：由严重心为衰竭、心律失常或心肌缺氧性损伤所致心排血量锐减引起。③失血性休克：由上消化道出血引起。

（五）消化道出血

缺氧、高碳酸血症及循环淤滞可使上消化道黏膜糜烂、坏死，发生弥漫性渗血；或因高碳酸血症时，胃壁细胞碳酸酐酶的活性增加，使氢离子释出增多，产生应激性溃疡而出血。

（六）其他

功能性肾衰竭、弥散性血管内凝血等。

【实验室及其他检查】

（一）胸部 X 线检查

除肺、胸原发疾病及急性肺部感染的特征外，尚可有肺动脉高压征，如右下肺动脉干扩张，其横径≥15 mm；肺动脉段明显突出或其高度≥3mm；右心室肥大。

（二）心电图检查

主要表现为右室肥大的改变，如电轴右偏，额面平均电轴≥90°，重度顺钟向转位，$RV_1+SV_5≥1.2mV$，$RV_1>1 mV$ 及肺型 P 波。也可见右束支传导阻滞及低电压图形。在 V_1、V_2，甚至 V_3 出现酷似陈旧性心肌梗死图形的 QS 波，乃膈肌降低及心脏极度顺钟向转位所致。

（三）超声心动图和肺动脉压力测定

可显示右室内径增大（≥20 mm），右室流出道增宽（≥30 mm）及肺动脉内径增大、右室前壁厚度增加。多普勒超声心动图显示三尖瓣反流和右室收缩压增高。肺动脉压力>20 mmHg。

（四）血气分析

呼吸衰竭时，$PaO_2 < 60\ mmHg$，$PaCO_2 > 50\ mmHg$。pH 因机体对酸、碱代偿情况不同而异，可正常、降低或升高。

（五）血液检查

血液流变学检查可了解红细胞变形性、血液高凝状态；血电解质测定可了解是否存在电解质紊乱；血常规检查可见红细胞、血红蛋白升高，合并感染时，白细胞总数和中性粒细胞升高。

【诊断】

结合病史、体征及实验室检查，综合判断。在慢性肺、胸疾患的基础上，一旦发现有肺动脉高压、右心室肥大的体征或右心功能不全的征象，同时排除其他引起右心病变的心脏病，即可诊断本病。若出现呼吸困难、颈静脉怒张、紫绀，或神经精神症状，为肺心病呼吸衰竭表现。如有下肢或全身水肿、腹胀、肝区疼痛，提示肺心病右心衰竭。

【鉴别诊断】

（一）冠状动脉粥样硬化性心脏病（简称冠心病）

冠心病与肺心病同样多见于中老年患者，两者均可出现心脏增大、肝肿大、下肢水肿及紫绀，而肺心病患者的心电图 $V_1 \sim V_3$ 可呈 QS 型，又酷似心肌梗死的心电图改变，但冠心病患者多有心绞痛或心肌梗死史，心脏增大主要为左心室，心尖区可闻及收缩期杂音。X 线检查显示心左缘向左下扩大。心电图显示缺血型 ST 段、T 波改变，如 ST 段明显压低或下垂型，T 波深倒，或异常 Q 波。值得注意的是，肺心病伴发冠心病者临床并非罕见，应详细询问病史、体格检查和有关的心、肺功能检测，加以鉴别。

（二）风湿性心脏病

风湿性心脏病二尖瓣狭窄所致的肺动脉高压、右心室肥大，常并发肺部感染，易与肺心病混淆。但该病多见于青少年，有风湿活动史，二尖瓣区有舒张中、晚期隆隆样杂音，X 线表现为左心房扩大为主。超声心动图检查可示左房室瓣"城墙样"的改变。其他瓣膜如主动脉瓣常有病变。而慢性肺心病好发于 40 岁以上患者，常有慢性肺、胸疾患和阻塞性肺气肿、右心室肥厚体征，X 线检查左心房不大。心电图在 II、III、aVF 导联上常出现肺型 P 波。多普勒超声心动图显示三尖瓣反流和右室收缩压增高，肺动脉压力 >20 mm-Hg。

（三）原发性扩张型心肌病

该病右心衰竭与肺心病相似，尤其是伴有呼吸道感染者，容易误诊为肺心病。但该病心脏大多呈普遍性增大，多见于中青年，无明显慢性呼吸道感染史及显著肺气肿体征，无突出的肺动脉高压征，心电图无明显顺钟向转位及电轴右偏，而以心肌劳损多见。超声心动图检查可资鉴别。

【病情评估】

（一）分期

1. 急性加重期

多由急性呼吸道感染所诱发，有明显的呼吸衰竭和心力衰竭表现。

2. 缓解期

病情相对稳定，除慢性肺部原发疾病表现外，同时有肺动脉高压和右心室肥大的体征。

（二）预后

慢性肺心病常反复急性加重，随着肺功能的损害病情逐渐加重，多数预后不良，病死率在 10%～15%，但经积极治疗可延长寿命，提高患者生活质量。

【治疗】

（一）急性加重期

1. 积极抗炎

呼吸道感染是呼吸衰竭与心力衰竭的常见诱因，因此，控制感染是治疗肺心病的关键。肺心病并发的感染多为混合性感染，故应采取联合用药。一般可首选青霉素类、氨基糖苷类、氟喹诺酮类及头孢菌素类等。根据痰培养和药物敏感试验选用抗生素更为合理。多为静脉用药。长期应用抗生素要防止真菌感染。一旦真菌成为肺部感染的主要病原菌，应调整或停用抗生素，给予抗真菌治疗。

2. 改善呼吸功能，抢救呼吸衰竭

采取综合措施，包括缓解支气管痉挛、清除痰液、通畅呼吸道、持续低浓度给氧、应用呼吸中枢兴奋剂等。必要时施行机械通气。

3. 纠正心力衰竭

在积极控制感染，改善呼吸功能后，一般患者心功能常能改善，尿量增多，水肿消退，肝肿大可缩小或恢复正常，不需使用利尿剂和强心剂。但较重患者或经以上治疗无效者，可适当选用利尿剂和强心剂。

（1）利尿剂

通过抑制肾脏钠、水重吸收而消除水肿，减少血容量，减轻心脏前负荷。但过多利尿，易导致低钾、低氯性碱中毒，产生神经精神症状，增加氧耗，加重病情；还可以使痰液黏稠不易排出，加重呼吸衰竭；又可使血液浓缩，增加循环阻力，且易发生弥散性血管内凝血。因此，宜短疗程、小剂量、间歇联合使用排钾和保钾利尿剂。一般可用氢氯噻嗪 25 mg，每天 1~3 次，合用螺内酯 40 mg，每天 1~2 次。

（2）强心剂

应用指征：①感染已被控制，呼吸功能已改善，利尿剂不能取得良好疗效而反复水肿的心力衰竭患者。②合并室上性快速心律失常，如室上性心动过速、心房颤动（心室率>100 次/分）者。③以右心衰竭为主要表现而无明显急性感染的诱因者。④出现急性左心衰竭者。肺心病患者由于慢性缺氧及感染，对洋地黄类药物耐受性很低，疗效差，且易引起中毒，强心剂的剂量宜小，为常规剂量的 1/2~2/3，同时选用作用快、排泄快的强心剂。用药期间应注意纠正缺氧，防治低钾血症，以免发生药物不良反应。低氧血症、感染等均可使心率增快，故不宜以心率减慢作为衡量强心剂的疗效指征。

（3）血管扩张剂的应用

可减轻心脏前、后负荷，降低心肌耗氧量，增加心肌收缩力，对部分顽固性心衰有一定效果，但并不像治疗其他心脏病那样效果明显。血管扩张剂在扩张肺动脉的同时也扩张体动脉，往往造成体循环血压下降，反射性产生心率增快、氧分压下降，二氧化碳分压上升等不良反应，因而限制了血管扩张剂在慢性肺心病的临床应用。

4. 控制心律失常

房性异位心律随着病情好转多可迅速消失。如经治疗仍不能消失时，未经洋地黄制剂治疗者，可在密切观察下选用小量毛花苷丙或地高辛治疗；对频发室性早搏、室性心动过速者，可选用利多卡因、丙吡胺等药物。洋地黄中毒所致的心律失常，则按洋地黄中毒处理。另外，还要注意避免应用普萘洛尔等 β 受体阻滞剂，以免引起支气管痉挛。

5. 糖皮质激素的应用

可解除支气管痉挛，改善通气，降低肺泡内压力，减轻右心负担。所以，在有效控制感染的情况下，可短期应用大剂量糖皮质激素，有利于抢救呼吸衰竭和心力衰竭。

6. 抗凝

应用普通肝素或低分子肝素防止肺微小动脉原位血栓形成。

7. 并发症的处理

（1）肺性脑病

除上述治疗措施外，还应注意纠正酸碱平衡失调和电解质紊乱。发现脑水肿时可快速静脉滴注 20%甘露醇 250 mL，必要时 6~8 小时重复 1 次。肺性脑病出现兴奋、躁动时，慎用镇静剂。

（2）其他

酸碱平衡失调和电解质紊乱、消化道出血、休克、肾衰竭、弥散性血管内凝血等给予相应治疗。

（二）缓解期

1. 呼吸锻炼

增强膈肌的活动，提高潮气量，减少呼吸频率，变浅速呼吸为深慢呼吸。呼吸锻炼时除采用腹式呼吸外，还必须缩拢口唇进行呼气，这样可延缓呼气流速，提高气道内压力，防止细小气道呼气时过早闭合。此外，呼吸锻炼时亦可采取上身前倾 20°~40°的姿势进行呼气，可使腹壁放松，膈肌活动增加，辅助呼吸肌的活动减弱，疗效更为满意。

2. 增强机体免疫力

积极提高肺心病缓解期患者的免疫力，对延长其缓解期，减少急性发作次数具有重要的意义。常用药物有转移因子、胸腺素、干扰素、人体丙种球蛋白等。

3. 氧疗

家庭长期氧疗。

【预防】

预防慢性肺心病的关键是防止 COPD 的发生和发展。主要措施包括：①避免吸烟。②避免或减少有害粉尘、烟雾或气体吸入。③预防呼吸道感染，包括病毒、支原体或细菌感染。流感疫苗、肺炎链球菌疫苗等对于预防流感病毒、肺炎链球菌感染可能有一定的意义。

第五章　支气管哮喘

支气管哮喘简称哮喘，是一种由肥大细胞、嗜酸性粒细胞、淋巴细胞等多种炎症细胞介导的气道慢性炎症。本病常存在气道高反应性和广泛的、可逆性气流阻塞。临床以反复发作的喘息、呼气性呼吸困难、胸闷或咳嗽为特征，常在夜间和（或）清晨发作。

近年来，哮喘的患病率和病死率均呈上升趋势。根据有关调查资料，我国哮喘平均患病率为 0.5%～1%。地区不同其患病率也各异，西藏高原的患病率仅为 0.11%，而沿海某些地区，如福建省的患病率高达 2.03%。

【病因和发病机制】

支气管哮喘病因众多，发病机制十分复杂，主要有以下几种认识。

（一）变态反应

外源性变应原刺激机体，产生特异性的 IgE 抗体，吸附在肥大细胞和嗜碱性粒细胞表面。当变应原再次进入体内并与 IgE 抗体结合后，导致肥大细胞脱颗粒，释放出多种炎症介质。炎症介质使支气管平滑肌痉挛、微血管渗漏、黏膜水肿、分泌增多，致支气管腔狭窄，引起速发相哮喘反应的发生。Ⅰ型变态反应通常在几分钟内发生，持续 1 个多小时，常见变应原有尘螨、花粉、真菌等。

（二）气道炎症

最重要的哮喘发病机制，是导致哮喘患者气道高反应性和气道弥漫性、可逆性阻塞的病理基础。炎症发生的机制主要在于外源性变应原使肥大细胞脱颗粒，释放出炎性介质，引起多种炎症细胞从外周循环血液聚集到气道，炎症细胞又活化，再次释放出许多炎性介质，使气道黏膜上皮破坏、微血管渗漏、黏膜水肿、腺体分泌增加，导致迟发相哮喘反应的发生。而 T 淋巴细胞的免疫调节作用失常（Th1 功能不足，Th2 功能亢进，Th1/Th2 比值低于正常）与炎症的发生密切相关。重要的炎症介质和细胞因子有嗜酸性粒细胞释放的嗜酸性粒细胞阳离子蛋白（ECP）、嗜酸性粒细胞趋化因子（ECT）、主要碱性蛋白（MBP）、白三烯（LTs）、血小板活化因子（PAF）、白细胞介素-3（IL-3）、白细胞介素-4（IL-4）、白细胞介素-5（IL-5）和粒细胞巨噬细胞集落刺激因子（GM-CSF）等。

（三）神经-受体失衡

神经-受体失衡也被认为是哮喘发病的重要环节。肾上腺素能神经的 α 受体、胆碱能神经的 M_1、M_3 受体和非肾上腺素能非胆碱能神经的 P 物质受体功能增强，肾上腺素能神经的 β 受体、胆碱能神经的 M_2 受体和非肾上腺素能神经的 VIP（血管活性肠肽）受体功能不足，均可使气道对各种刺激因子的反应性增高，引起气道平滑肌收缩、痉挛。

（四）其他机制

哮喘的发生与呼吸道的病毒感染、服用某些解热镇痛药（如阿司匹林、普萘洛尔）和含碘造影剂、运动过程中的过度换气、胃-食管反流、心理因素、遗传等也有一定的关系。支气管哮喘属于多基因遗传，约 2/3 的支气管哮喘患者有家族遗传病史，先天遗传因素和后天环境因素在支气管哮喘的发病中均起着重要作用。

【病理】

本病主要病理特征是大量嗜酸性粒细胞在气道内的浸润。早期病理改变大多为可逆性的，表现为支气管黏膜肿胀、充血，分泌物增多，气道内炎症细胞浸润，气道平滑肌痉挛等，病情缓解后基本恢复正常。随着哮喘的反复发作，病理改变的可逆性逐渐减小，支气管呈现慢性炎症性改变，表现为柱状上皮细胞纤毛倒伏、脱落，上皮细胞坏死，黏膜上皮层杯状细胞增多，支气管黏膜层大量炎症细胞浸润、黏液腺增生。若哮喘长期反复发作，表现为支气管平滑肌肌层肥厚，气道上皮细胞下纤维化、基底膜增厚等，出现气道重建现象。

【临床表现】

（一）症状

多数哮喘患者在发作前有一定的前驱症状，如突然出现的鼻和咽部发痒，打喷嚏，流鼻涕，继而出现胸闷、咳嗽等。持续几秒钟到几分钟后出现典型表现。

1. 呼吸困难

表现为发作性喘息，伴有哮鸣音，吸气短促，呼气相对延长，以呼气性呼吸困难为主，严重者可出现端坐呼吸。多于夜间或凌晨突然发作，短则持续数分钟，长则持续数小时甚至数天，可自行缓解或经治疗后缓解。

2. 胸闷

患者胸部有紧迫感，严重者甚至有窒息感，胸闷与呼吸困难可同时存在，也可仅有胸闷。

3. 咳嗽

哮喘发作前多为刺激性干咳，发作时咳嗽反而有所减轻，若无合并感染，多为白色泡沫痰。咳嗽可与胸闷、呼吸困难同时存在，也可以是哮喘的唯一症状，如咳嗽变异性哮喘，其特点是干咳或少量痰液，使用抗生素治疗无效，此类患者常易误诊或漏诊。

（二）体征

1. 哮鸣音

为哮喘患者最具有特征的体征。是因气流通过狭窄的气道产生的，两肺可闻及广泛的哮鸣音。当哮喘发作严重，支气管极度狭窄，哮鸣音反而减弱甚至消失，是危重哮喘的表现。

2. 肺过度充气

哮喘发作，尤其是严重发作时，可出现明显的肺过度充气体征，表现为患者胸腔的前后径扩大，肋间隙增宽，发作缓解后肺过度充气体征明显改善或消失。

3. 其他体征

哮喘发作严重时，辅助呼吸肌收缩加强，出现三凹征等。持续严重发作可引起呼吸肌疲劳，进而导致呼吸衰竭。重度哮喘时常有奇脉，危重时还可出现胸腹矛盾运动。

【并发症】

急性发作时可并发气胸、纵隔气肿、肺不张，长期发作可并发 COPD、肺源性心脏病、支气管扩张和肺纤维化等。

【实验室及其他检查】

1. 血常规检查

可有嗜酸性粒细胞增多，并发感染者白细胞总数和中性粒细胞增多。

2. 痰液检查

涂片镜检可见较多嗜酸性粒细胞。

3. 肺功能检查

哮喘发作期呼吸功能明显受到影响，有关指标均显著下降。其中以第一秒用力呼气容积（FEV_1 占预计值的百分率（$FEV_1\%$）最为可靠，以最大呼气流速（PEF）的测定最为方便，同时 PEF 测定值占预计值的百分率（PEF%）和 PEF 昼夜变异率也是判断支气管哮喘病情严重度的两项重要的指标。缓解期各项指标可部分或全部恢复正常。必要时可进行支气管激发试验或支气管舒张试验，支气管激发试验阳性是指呼吸功能基本正常的患者，吸入组胺、乙酰甲胆碱或过敏原后 FEV_1 或 PEF 下降>20%，而支气管舒张试验阳性则是指通气功能低于正常的患者，吸入支气管扩张剂后 FEV_1 或 PEF 测定值增加≥15%。

4. 免疫学和过敏原检测

缓解期血清中特异性 IgE 和嗜酸性粒细胞阳离子蛋白（ECP）含量的测定有助于哮喘的诊断，哮喘患者 IgE 可较正常升高 2 倍以上。皮肤过敏原测试用于指导避免过敏原接触和脱敏治疗，临床较为常用。

5. 胸部 X 线检查

发作期两肺透亮度增加，呈过度充气状态，非急性发作期多无明显改变。

6. 血气分析

PaO_2 和 $PaCO_2$ 正常或轻度下降表明哮喘发作程度较轻，PaO_2 下降而

$PaCO_2$ 常可能是中度哮喘发作，重度哮喘发作者 PaO_2 明显下降而 $PaCO_2$ 超过正常，并可能出现呼吸性酸中毒和（或）代谢性酸中毒。

【诊断】

符合下列 1~4 条或 4、5 条者，即可诊断。

（1）反复发作喘息、气急、胸闷或咳嗽，多与接触变应原、冷空气、物理、化学性刺激、病毒性上呼吸道感染、运动等有关。

（2）发作时在双肺可闻及散在或弥漫性、以呼气相为主的哮鸣音，呼气相延长。

（3）上述症状可经治疗缓解或自行缓解。

（4）除外其他疾病所引起的喘息、气急、胸闷和咳嗽。

（5）临床表现不典型者（如无明显喘息或体征）应有下列 3 项中至少 1 项阳性：①支气管激发试验阳性。②支气管舒张试验阳性。③昼夜 PEF 变异率≥20%。

【鉴别诊断】

（一）心源性哮喘

指由于左心衰竭引起肺血管外液体量过度增多，甚至渗入肺泡而产生的哮喘。临床表现为呼吸困难、紫绀、咳嗽、咳白色或粉红色泡沫痰，与支气管哮喘症状相似。但心源性哮喘多有高血压、冠状动脉粥样硬化性心脏病、风心病二尖瓣狭窄等病史和体征，两肺不仅可闻及哮鸣音，尚可闻及广泛的水泡音。左心界扩大，心率增快，心尖部可闻及奔马律。影像学表现为以肺门为中心的蝶状或片状模糊阴影。鉴别困难者，可先静脉注射氨茶碱或雾化吸入 β_2 受体激动剂，待症状缓解后再做进一步的检查。注意此时忌用肾上腺素和吗啡，以免抑制呼吸，造成生命危险。

（二）支气管肺癌

中央型支气管肺癌肿瘤压迫支气管，引起支气管狭窄，或伴有感染时，亦可出现喘鸣音或哮喘样呼吸困难。但肺癌的呼吸困难及喘鸣症状呈进行性加重，常无明显诱因，咳嗽咳痰，痰中带血。痰找癌细胞、胸部 X 线摄片、CT、MRI 或纤维支气管镜检查可明确诊断。

（三）肺嗜酸性粒细胞浸润症

包括热带性嗜酸性粒细胞增多症、肺嗜酸性粒细胞增多性浸润症、外源性变态反应性肺泡炎和变态反应性支气管肺曲菌病等。患者临床症状较轻，哮喘伴有发热，胸部 X 线检查可见多发性、此起彼伏的淡薄斑片浸润影，临床表现可自行消失或再发，寄生虫、原虫、花粉、真菌、化学药品、职业粉尘等为常见的致病原，大多有接触史，肺组织活检有助于鉴别诊断。

【病情评估】

（一）分期

1. 急性发作期

咳嗽、气喘和呼吸困难症状明显，多数需要应用平喘药物治疗。

2. 非急性发作期（慢性持续期）

哮喘患者即使没有急性发作，但在相当长的时间内仍有不同频度和（或）不同程度地出现症状（喘息、咳嗽、胸闷等），肺通气功能下降。

（二）预后

大多良好，少数患者可并发肺气肿和慢性肺源性心脏病，预后较差。

【治疗】

本病虽无特效治疗方法，但长期规范化的治疗能控制症状，减少发作，防止病情恶化，提高生活质量，延缓或防止不可逆性气道阻塞的形成。

（一）脱离变应原

部分患者能找到引起哮喘发作的变应原或其他非特异刺激因素，立即使患者脱离变应原的接触是防治哮喘最有效的方法。

（二）药物治疗

吸入疗法具有用药剂量少、见效快、使用方便和副作用少等优点，已成为防治哮喘病的主要给药方式。

1. β_2 受体激动剂

缓解哮喘症状的首选药物。主要作用机制是兴奋 β_2 受体，激活腺苷酸环化酶，增加细胞内环磷酸腺苷（cAMP）的合成，舒张支气管平滑肌，稳定肥大细胞膜。作用特点是舒张支气管作用强，平喘作用迅速，不良反应小。常用制剂有：①短效-速效 β_2 受体激动剂：如沙丁胺醇和特布他林气雾剂，每次吸入 1~2 喷，适用于控制哮喘急性发作。②短效-迟效 β_2 受体激动剂：如沙丁胺醇和特布他林片剂，每次 1~2 片，每天 3 次口服，适用于治疗日间哮喘。其控释剂作用时间较长，已有逐渐取代片剂的趋势，班布特罗为新型前体药，近来使用也逐渐增多。③长效-迟效 β_2 受体激动剂：如沙美特罗气雾剂，适用于防治夜间哮喘。④长效-速效 β_2 受体激动剂：如福莫特罗干粉吸入剂，既可用于防治夜间哮喘，也适用于控制哮喘急性发作。沙美特罗、福莫特罗常与吸入激素联合使用。

2. 茶碱（黄嘌呤）类药物

作用机制尚未阐述清楚，可能与其抗炎作用、抑制磷酸二酯酶（PDE）的活性、拮抗腺苷、刺激内源性儿茶酚胺分泌、抑制细胞内 Ca^{2+} 的释放等有关。临床常用茶碱缓释片或控释片，每次 1 片，每天 1~2 次。由于其半衰期长，服药次数少，患者的依从性好，同时血药浓度稳定，既可保证疗效，又可避免不良反应，适合夜间哮喘的治疗应当注意，氨茶碱静脉注射应缓慢进行，速度一般为每小时 0.5 mg/kg，若注射速度过快，可能造成严重的心律失常，甚至死亡。氨茶碱血药浓度个体差异大，监测血清或唾液中茶碱浓度，可以及时调整茶碱的用量。

3. 抗胆碱药物

吸入抗胆碱药物如溴化异丙托品，为胆碱能受体（M 受体）拮抗剂，可以阻断节后迷走神经通路，降低迷走神经兴奋性而起到舒张支气管的作用，并有减少痰液分泌的作用。与 β_2 受体激动剂联合吸入有协同作用，尤其适用于夜间哮喘及多痰患者，每天 3 次，每次 25~75 μg 或用 100~15 μg/mL 的溶液持续雾化吸入，约 10 分钟起效，维持 4~6 小时，不良反应少，少数患者有口苦或口干感。选择性 M_1、M_3 受体拮抗剂如噻托溴铵作用更强，持续时间可达 24 小时，不良反应更少。

4. 糖皮质激素

具有抑制气道炎症、抗过敏、抗微血管渗漏和间接松弛气道平滑肌等作用，是最强的抗炎剂，目前 GINA 方案中推荐的一线药物，不仅能有效控制症状，并可作为缓解期的预防用药。常用药物有二丙酸倍氯米松（BDP）吸入剂、布地奈德（BUD）吸入剂、丙酸氟替卡松（FP）吸入剂等。BDP 气雾剂一般用量为每次 100~200 μg，每天 3~4 次；BUD 吸入剂的一般用量为每次 200 μg，每天 2 次。主要副作用有咽部不适、声音嘶哑和念珠菌感染等局部不良反应。为减少吸入大剂量糖皮质激素的不良反应，可与长效 β_2 受体激动剂、茶碱类药物或白三烯调节剂联合使用。气管平滑肌，可作为控制轻度哮喘的较好选择。常用半胱氨酸 LT 受体拮抗剂，如孟鲁司特 10 mg，每天 1 次，或扎鲁司特 20 mg，每天 2 次，不良反应较轻微，主要是胃肠道症状，少数有皮疹、血管性水肿、转氨酶升高，停药后可恢复正常。

6. 其他药物

其他用于防治支气管哮喘的药物有钙通道阻滞药（维拉帕米、硝苯地平等）、酮替芬、曲尼司特、肥大细胞膜稳定剂如色甘酸二钠、血栓烷 A_2（TXA_2）受体拮抗剂等。钙通道阻滞药可治疗运动性哮喘，酮替芬对过敏性哮喘有效，曲尼司特、色甘酸二钠主要用于哮喘的预防。

（三）危重哮喘的处理

1. 氧疗与辅助通气

出现低氧血症，应经鼻导管吸入较高浓度的氧气，以纠正缺氧。如缺氧严重，应经面罩或鼻罩给氧，使 $PaO_2 > 60$ mmHg。如患者全身情况进行性恶化，神志改变，意识模糊，$PaO_2 < 60$ mmHg，$PaCO_2 > 50$ mmHg，宜及时做气管插管或气管切开，行机械通气。

2. 解痉平喘

①β_2 受体激动剂：可用舒喘灵溶液持续雾化吸入，或者皮下或静脉注射 β_2 受体激动剂。老年人心律不齐或心动过速者慎用。②氨茶碱：静脉滴注每小时 $0.3 \sim 0.4$ mg/kg，可以维持有效血药浓度。③抗胆碱药物：可以同时雾化吸入溴化异丙托品溶液与 β_2 受体激动剂溶液，两者有协同作用。

3. 纠正水、电解质及酸碱平衡紊乱

①补液：纠正脱水，避免痰液黏稠导致气道堵塞。②纠正酸中毒：可用 5%碳酸氢钠静脉滴注或缓慢静脉注射，但应避免形成碱血症，因为氧离曲线左移不利于血氧在组织中的释放。③纠正电解质紊乱：及时纠正低钾、低钠

等电解质紊乱。

4. 控制感染

酌情选用广谱抗生素，静脉滴注。

5. 糖皮质激素的使用

大剂量、短疗程，静脉滴注糖皮质激素，如琥珀酸氢化可的松、甲泼尼龙琥珀酸钠或地塞米松。

6. 其他

重度哮喘发作的患者哮鸣音突然降低或消失，但其紫绀和呼吸困难更为严重时，应引起警惕，及时查明原因，并采取有效的对症处理措施。

（四）非急性发作期治疗

加强体育锻炼，增强体质。注射哮喘菌苗和采用脱敏疗法。可使用吸入性糖皮质激素等药物以减少复发。

第六章 肺 炎

肺炎是指包括终末气道、肺泡腔及肺间质等在内的肺实质的急性炎症，可由多种原因（如细菌、病毒、真菌、寄生虫、放射线、化学及过敏因素等）引起。

目前，肺炎大体可按照解剖、病因或患病环境加以分类。

按照解剖分类：①大叶性（肺泡性）。②小叶性（支气管性）。③间质性肺炎。

按照病因分类：①感染性肺炎，占绝大多数，如细菌、病毒、衣原体、支原体、立克次体、真菌、寄生虫等。其中以细菌感染最为常见（约占80%），包括需氧革兰染色阳性球菌，如肺炎链球菌（通称肺炎球菌）、金黄色葡萄球菌、甲型溶血性链球菌等；需氧革兰染色阴性菌，如肺炎克雷白杆菌、流感嗜血杆菌、绿脓杆菌、肠杆菌属、大肠埃希菌、变形杆菌等；厌氧杆菌如棒状杆菌、梭形杆菌等。②理化性肺炎，如放射线、药物、毒气等所致的肺炎。③变态反应性肺炎，如过敏性肺炎等。

按照患病环境分类：①社区获得性肺炎：主要致病菌仍为肺炎球菌，革兰阴性杆菌约占20%。②医院内获得性肺炎：多继发于各种原发疾病的危重患者，治疗困难，且革兰阴性杆菌可高达约50%，常为混合感染，耐药菌株多，病死率高。一些非致病菌在适宜条件亦下可成为机会致病菌。

随着抗生素的普遍使用及预防手段的进步，虽然肺炎的发病率有所下降，但其病原菌分布规律正在发生变化。20世纪30年代以前，90%以上的细菌性肺炎均由肺炎球菌所致，而近30年来则不断下降，革兰阴性杆菌如绿脓杆菌、肺炎克雷白杆菌等感染所占的比例却不断增加，且新的病原菌（如军团菌）及耐药菌所致肺炎的发生率亦逐年增加。由此导致的所谓"难治性"肺炎屡见不鲜。在我国的人口死因顺序统计中肺炎居第五位。因此，提高病原学诊断水平、合理使用抗生素、避免耐药菌出现、改善支持治疗等，是临床迫切需要强调和解决的问题。

本章重点介绍临床常见的肺炎球菌肺炎。

肺炎球菌肺炎是由肺炎球菌引起的急性肺部感染，为最常见的社区获得性肺炎。临床特征为突然发病、寒战、高热、胸痛、咳嗽、咳铁锈色痰、呼吸困难和肺实变体征。本病多发生于寒冬或早春，常见于青壮年。近年由于抗生素的广泛使用，其起病方式及临床症状均不典型。

【病原学】

肺炎球菌为革兰阳性球菌，常成对或成链排列，菌体外有荚膜，荚膜多糖具有特异抗原性和致病力，根据其抗原性不同，可分为 90 个血清型。成人致病菌多属 1~9 型及 12 型，以第 3 型毒力最强。肺炎球菌在干燥痰中能存活数月。但阳光直射 1 小时，或加热至 52 ℃ 10 分钟，即可杀灭，对石炭酸等消毒剂亦甚敏感。当人体免疫功能正常时，肺炎球菌是寄居在口腔及鼻咽部的一种正常菌群，其带菌率常随年龄、季节及免疫状态的变化而有差异。机体免疫功能受损或有毒力的肺炎球菌入侵人体而致病。

【发病机制】

上呼吸道感染、吸入麻醉、受寒、疲劳、醉酒等，使呼吸道黏膜受损；年老、体弱、慢性心肺疾病、长期卧床者及长期使用免疫抑制剂等，导致全身免疫功能低下，均易引起肺炎球菌进入下呼吸道，在肺泡内繁殖而发病。肺炎球菌不产生毒素，不引起原发性组织坏死或形成空洞。荚膜是其主要致病物质，具有抗吞噬及对组织的侵袭作用，首先引起肺泡壁水肿，出现白细胞与红细胞渗出，含菌的渗出液流向邻近的肺泡，使炎症扩大。由于炎症不通过支气管，所以病变不受肺段的限制，而可累及整个肺叶，亦易累及胸膜，引起渗出性胸膜炎。自抗生素应用后，病变呈整叶分布的典型病例已甚少见。

【病理】

典型的病理变化可分为 4 期：早期为充血期，肺泡毛细血管扩张、充血；中期为红色肝变期，有较多的红细胞渗出，病变部位的肺组织色红而饱满；后期为灰色肝变期，有大量白细胞和吞噬细胞积聚，病变部位的肺组织灰白而充实；最后炎症逐渐消散，肺泡内重新充气，进入消散期。实际上 4 个病理阶段不能绝对分界，在应用抗生素后，此种典型的病理分期已很少见。病变消散后肺组织结构多无损坏，不留纤维瘢痕。极个别患者肺泡内纤维蛋白吸收不完全，甚至有成纤维细胞形成，即所谓机化性肺炎。若未及时治疗，5%～10%的患者可能并发脓胸，15%～20%的患者因细菌经淋巴管、胸导管进入血环，形成诸如脑膜炎、心包炎、心内膜炎、关节炎、中耳炎等肺外感染。由于病灶中红细胞的渗出，可咳血性痰；或因渗入肺泡内的红细胞被破坏，含铁血黄素混人痰中，可出现铁锈色痰；病灶范围广可影响换气功能，出现气急、紫绀等症状。

【临床表现】

多数起病急骤，常有受凉淋雨、劳累、病毒感染等诱因，多有上呼吸道感染的前驱症状。病程约 7～10 天。

（一）症状

1. 寒战、高热

典型病例以突然寒战起病，继之高热，体温可高达 39 ℃～40 ℃，呈稽留热型，常伴有头痛、全身肌肉酸痛、食量减少。抗生素使用后热型可不典型，年老体弱者可仅有低热或不发热。

2. 咳嗽、咳痰

初期为刺激性干咳，继而咳出白色黏液痰或带血丝痰，经 1~2 天后，可咳出黏液血性痰或铁锈色痰，也可呈脓性痰，进入消散期痰量增多，痰黄而稀薄。

3. 胸痛

多有剧烈病侧胸痛，常呈针刺样，随着咳嗽或深呼吸而加剧，可放射至肩或腹部。如为下叶肺炎可刺激膈胸膜引起剧烈腹痛，易被误诊为急腹症。

4. 呼吸困难

由于肺实变通气不足、胸痛及毒血症而引起呼吸困难，呼吸快而浅。病情严重时影响气体交换，使动脉血氧饱和度下降而出现紫绀。

5. 其他症状

少数有恶心、呕吐、腹胀或腹泻等胃肠道症状。严重感染者可出现神志模糊、烦躁、嗜睡、谵妄、昏迷等。

（二）体征

呈急性热病容，呼吸浅速，面颊绯红，皮肤灼热，部分有鼻翼扇动，口唇单纯疱疹。早期肺部体征无明显异常，或仅有少量湿啰音，呼吸音减低，及胸膜摩擦音等。典型的肺实变体征有患侧呼吸运动减弱、触觉语颤增强、叩诊呈浊音、听诊呼吸音减低或消失，并可出现支气管呼吸音。消散期可闻及湿啰音。重症患者有肠充气，上腹部压痛多与炎症累及膈胸膜有关。少数重症患者可出现休克，可在 24 小时内血压骤降，多见于老年患者；可伴有败血症，出现皮肤、黏膜出血点、巩膜黄染；如累及脑膜时，可有颈抵抗及出现病理性反射。心率增快、肺底出现湿啰音，提示心功能不全。

本病自然病程 1~2 周。发病 5~10 天，体温可自行骤降或逐渐减退；使用有效的抗菌药物后可使体温在 1~3 天内恢复正常，一般情况改善，症状减轻，肺实变体征消失。但局部的湿啰音及 X 线的肺部改变可持续 1 周以上。

【并发症】

肺炎球菌肺炎的并发症近年来已很少见。严重败血症或毒血症患者易发生感染性休克，尤其是老年人。其表现为发病急骤伴高热，但亦有体温不升者，血压下降甚至测不到，脉搏细数或不可触及，呼吸急促，口唇及肢体紫绀，皮肤湿冷，四肢厥冷，多汗，表情淡漠或烦躁不安，甚至昏迷，少尿或无尿。其他并发症有胸膜炎、脓胸、心肌炎、脑膜炎、关节炎等。

【实验室及其他检查】

（一）血常规检查

血白细胞计数（10~ 20）×10^9/L，中性粒细胞多在 80% 以上，并有核左移，或细胞内可见中毒颗粒。年老体弱、酗酒、免疫功能低下者白细胞计数可不增高，但中性粒细胞的百分比仍高。

（二）病原学检查

痰直接涂片做革兰染色及荚膜染色镜检，如发现典型的革兰染色阳性、带荚膜的双球菌，即可初步做出病原学诊断。痰培养 24~48 小时可确定病原体。PCR 检测及荧光标记抗体检测可提高病原学诊断率。对病情危重者，应争取在使用抗生素前做血培养。

（三）胸部 X 线检查

早期仅见肺纹理增粗、增深。肺实变期呈大叶、肺段分布的密度均匀阴影，并在实变阴影中可见支气管气道征，肋膈角可有少量胸腔积液征。消散期显示实变阴影密度逐渐减低，变为散在的、大小不等的片状阴影，多数病例起病3~4周后才能完全消散，老年患者病灶消散较慢，亦可能为机化性肺炎。

【诊断】

根据典型症状与体征，结合胸部X线检查，可做出初步诊断。对于临床表现不典型者，需认真加以鉴别。

【鉴别诊断】

（一）干酪性肺炎

急性结核性肺炎临床表现与肺炎球菌肺炎相似，X线亦有肺实变。但结核病常有低热乏力，痰中容易找到结核菌。X线显示病变多在肺尖或锁骨上下，密度不均，历久不消散，且可形成空洞和肺内播散，抗结核治疗有效。而肺炎球菌肺炎经青霉素治疗3~5天，体温多能恢复正常，肺内炎症也较快吸收。

（二）其他病原菌引起的肺炎

1. 金黄色葡萄球菌肺炎

常发生于儿童或年老体弱者，中毒症状严重，身体其他部位有化脓性病灶，如疖、痈等；咳粉红色乳样或脓性痰；肺部X线检查具有特征性，常为多发性病灶，且在短期内变化很大，常迅速扩展，多并发气胸、脓胸；痰培养可发现凝固酶阳性的金黄色葡萄球菌。

2. 克雷白杆菌肺炎

多见于年老体弱者，起病急骤，中毒症状重，咳棕色胶冻样痰；严重者可有谵妄、黄疸、肺水肿、休克、呼吸衰竭等；X 线表现为肺叶实变，其中有蜂窝状透亮区，叶间隙下坠，痰涂片或培养可找到肺炎克雷白杆菌。

3. 其他革兰阴性杆菌肺炎

多发生于年老体弱、慢性心肺疾病或免疫缺陷患者，常为院内获得性感染。通过临床观察和细菌学检查，鉴别诊断一般不难。

4. 病毒、支原体等引起的肺炎

病情较轻，白细胞常无明显增加。痰液病原体分离和血清免疫学试验有助于诊断。

（三）肺癌

患者年龄多较大，起病缓慢，常有刺激性咳嗽和少量咯血，无明显全身中毒症状，血白细胞计数不高，若痰中发现癌细胞可以确诊。肺癌可伴发阻塞性肺炎，若经有效抗生素治疗后肺部炎症迟迟不消散，或暂时消散后又复出现者，应密切随访，必要时进一步做 CT、MRI、纤维支气管镜检查、痰脱落细胞检查等，以免贻误诊断。

（四）急性肺脓肿

早期临床表现与肺炎球菌肺炎相似。但随着病程进展，咳大量脓臭痰为肺脓肿的特征，X 线显示脓腔及液平面。

（五）其他

肺炎伴剧烈的胸痛时，应与渗出性胸膜炎、肺梗死鉴别。相关的体征及 X 线影像有助鉴别。肺梗死常有静脉血栓形成的基础，咯血较多见，很少出现口角疱疹。下叶肺炎可能出现腹部症状，应通过 X 线、B 超等与急性胆囊炎、膈下脓肿、阑尾炎等进行鉴别。

【病情评估】

本病预后大多良好，随着新的抗生素的不断研发和广泛应用，肺炎球菌肺炎的病死率已从 20 世纪 60 年代的 30% 下降到现在的 6% 左右，但年老且有并发症者病死率高。

【治疗】

(一) 一般治疗

卧床休息，体温低时注意保暖，多饮水，给予易消化食物。高热、食欲不振者应静脉补液，注意补充足够蛋白质、热量及维生素。密切观察呼吸、脉搏．血压等变化，防止休克发生。

(二) 对症治疗

高热者可采用物理降温，不用阿司匹林或其他解热药，以免过度出汗及干扰真实热型。如有气急发绀者应吸氧。咳嗽、咳痰不易者可给予溴已新 8~16 mg，每天 3 次。剧烈胸痛者，可热敷或酌用小量镇痛药，如可待因 15 mg。如有腹胀、鼓肠可用腹部热敷及肛管排气。如有麻痹性肠梗阻，应暂时禁食、禁饮、肠胃减压。烦躁不安、谵妄者酌用地西泮（安定）5 mg 或水合氯醛 1~1.5 g，禁用抑制呼吸的镇静药。

(三) 抗菌药物治疗

一经诊断即应给予抗生素治疗，不必等待细菌培养结果。肺炎球菌肺炎首选青霉素 G，用药途径及剂量视病情轻重及有无并发症而定轻者用青霉素 240 万 U/d，分 3 次肌肉注射；病情稍重者，宜用青霉素 G 240 万 ~480 万 U/d，静脉滴注，每 6~8 小时 1 次；重症及并发脑膜炎者，每天剂量可增至 1000 万~3000 万 U，每 4 次静脉滴注。滴注时每次量尽可能在 1 小时内滴完，以维持有效血浓度。对青霉素过敏者，可用红霉素或阿奇霉素静脉滴注；亦可用林可霉素肌肉注射或静脉滴注。重症患者可选用氟喹诺酮类（如莫西沙星）、头孢菌素类（如头孢唑啉、头孢曲松等）。多重耐药菌株感染者可用万古霉素、替考拉宁。疗程通常为 5~7 天，或在退热后 3 天可由静脉用药改为口服，维持数日。

（四）感染性休克的处理

1. 一般处理

平卧，体温低时注意保暖，高热者予以物理降温，吸氧。保持呼吸道通畅，密切观察血压、脉搏、呼吸及尿量。

2. 补充血容量

抢救感染性休克的重要措施。只有当血容量得到适当补充后，血管活性药物的作用才能有效地发挥。补液量和速度视病情而定。一般先给右旋糖酐、复方氯化钠溶液等，以维持有效血容量，减低血液黏滞度，防止弥散性血管内凝血。血压、尿量、尿比重、血细胞比容及患者的全身情况，可作为调整输液的指标，并应监测中心静脉压。

3. 纠正水、电解质和酸碱平衡紊乱

输液不宜过快，以免发生心力衰竭与肺水肿。随时监测和纠正钾、钠及氯紊乱及酸、碱中毒。应注意感染性休克时主要是纠正代谢性酸中毒，可酌情用 5% 碳酸氢钠 100~250 mL 静脉滴注，或根据检查结果补充。在纠正酸中毒后，血压常可回升。

4. 糖皮质激素的应用

对病情危重、全身毒血症症状明显的患者，可短期（3~5 天）静脉滴注氢化可的松 100~300 mg 或地塞米松 5~20 mg。

5. 血管活性药物的应用

一般不作首选药物，多在经上述处理后血压仍不回升时使用。紧急情况下亦可在输液的同时使用，以保证重要器官的血液供应。异丙肾上腺素 0.1~0.2 mg/100 mL 液体，或多巴胺 20 mg/200 mL 液体，静脉滴注。亦可根据病情将多巴胺与间羟胺（阿拉明）联合静脉滴注。同时密切观察血压，调整药物浓度。

6. 积极抗炎

诊断明确者，可加大青霉素剂量，400 万~1000 万 U/d 静脉滴注；或用第三代、四代头孢菌素，或碳青霉烯类。最好能根据血培养药物敏感试验选用有效抗生素。

7. 防治心肾功能不全

有心功能不全者，应减慢输液速度，控制入液量，酌用毒毛花苷 K 或毛花苷丙（西地兰）静脉注射。若血容量已补足而 24 小时尿量 < 400 mL、比重 < 1.018 时，应考虑合并急性肾功能衰竭，应紧急处理。

【预防】

锻炼身体，增加机体抵抗力，避免淋雨受寒、疲劳、醉酒等诱发因素，预防上呼吸道感染。多型组合的纯化荚膜抗原疫苗，可显著降低肺炎球菌发病率，可用于易感人群，如慢性肺病、糖尿病、器官移植或脾切除者等。

第七章　支气管扩张症

支气管扩张症多见于儿童和青年。大多继发于急、慢性呼吸道感染和支气管阻塞后，反复发生支气管炎症，使支气管壁结构破坏，引起支气管异常和持久性扩张。临床表现为慢性咳嗽、咳大量脓痰和（或）反复咯血。

【病因和发病机制】

本病的主要病因为支气管-肺组织的感染和支气管阻塞。两者互相影响促使支气管扩张的发生和发展。而先天性发育缺损及遗传因素引起的支气管扩张较少见。另有约30%支气管扩张患者病因未明。多数患者在童年有麻疹、百日咳或支气管肺炎迁延不愈的病史，以后常有呼吸道反复发作的感染。

肺段和亚段以下的小支气管管壁支架组织薄弱，管径小，容易发生痰液潴留和阻塞，而导致支气管扩张。一般炎症性支气管扩张多见于下叶。由于左侧总支气管较细长，与气管的交叉角度近于直角，故痰液排出比右侧困难，特别是舌叶和下叶基底段更易于引流不畅，导致继发感染，故左下叶支气管扩张较右下叶多见。支气管扩张在上叶尖支或后支者多数为结核性所致。

【病理】

支气管壁明显增厚，伴有不同程度的变形，管腔可呈囊状、柱状或梭状扩张。扩张的管腔内常有黏液充塞、黏膜明显炎症及溃疡，支气管壁有不同程度的破坏及纤维组织增生。

【临床表现】

（一）症状

1. 慢性咳嗽，咳大量脓痰

与体位改变有关，如晨起或入夜卧床时咳嗽痰量增多，呼吸道感染急性发作时黄绿色脓痰明显增加，一日数百毫升。引起感染的常见病原体为铜绿假单胞菌、金黄色葡萄球菌、流感嗜血杆菌、肺炎链球菌和卡他莫拉菌。若有厌氧菌混合感染则有臭味。

2. 反复咯血

见于50%~70%的患者，咯血可反复发生，程度不等，从小量痰血至大量咯血。咯血量与病情严重程度和病变范围有时不一致，部分患者以反复咯血为唯一症状，称为"干性支气管扩张"，其病变多位于引流良好的上叶支气管。

3. 反复肺部感染

同一肺段反复发生肺炎并迁延不愈。

4. 慢性感染中毒症状

发热、乏力、食欲减退、消瘦、贫血等。

（二）体征

取决于病变范围及扩张程度，早期或干性支气管扩张可无明显体征，病变重或继发感染时常可闻及下胸部、背部固定而持久的局限性粗湿啰音，约1/3慢性病例可见杵状指（趾）。

【实验室及其他检查】

（一）胸部 X 线检查

病变区肺纹理增多、增粗，排列紊乱，直到肺外带仍较明显，增厚的管壁中如含气，片上可见平行的双粗线，称为"双轨征"，如有脓液潴留，则呈粗条状甚至杵状。扩大的支气管在断面上呈圆圈影，如多个小圆圈影聚在一起，就现蜂窝状。大的囊状扩张可见多个圆形或卵圆形透亮区，大小可自数毫米至 2~3 cm，其下缘壁增厚显影，似卷发，又称"卷发征"，囊腔中有时还有液平。

（二）胸部 CT 检查

可清楚地显示扩张的支气管，高分辨 CT（HRCT）进一步提高诊断的敏感性，由于无创、易重复、易被患者接受，现已成为支气管扩张症的主要诊断方法。

（三）纤维支气管镜检查

当支气管扩张呈局灶性且位于段支气管以上时，该检查可发现弹坑样改变。

（四）痰液检查

常显示含有丰富的中性粒细胞以及定植或感染的多种微生物，痰涂片染色及痰细菌培养结果可指导抗生素合理使用。

（五）肺功能检测

可证实由弥漫性支气管扩张或相关的阻塞性肺病导致的气流受限。

【诊断】

根据既往有麻疹、百日咳、支气管肺炎、肺结核等病史，反复咳脓痰、咯血的表现，HRCT 显示支气管扩张的异常影像学改变，即可明确诊断。纤支镜或支气管造影可明确出血、扩张或阻塞的部位。

【鉴别诊断】

（一）慢性支气管炎

多于春、冬季节，咳嗽、咳痰症状明显，痰为白色黏液泡沫状，发病年龄多在中老年。晚期往往伴有支气管扩张。但反复咯血不多见，多在两肺底部闻及湿啰音，咳后可消失且不固定。X 线检查可见肺纹理粗乱或肺气肿。

（二）肺结核

早期肺结核咳嗽轻，咳痰不多，伴有空洞者的痰液常呈黏液样或脓性，痰检查多能检出结核菌。全身情况可伴有乏力、消瘦、午后低热，盗汗等症状。X 线检查病灶多在两肺上野。

（三）肺脓疡

有起病急、畏寒、高热、咳嗽、咳大量黄或黄绿色脓痰的临床表现。肺病变部位叩诊浊音，呼吸音减低，有湿啰音。X 线检查可见带有液平的空洞，周围可见浓密炎性阴影。抗菌药物治疗有效。

（四）支气管肺癌

干性支气扩张症以咯血为主，易诊为肺癌。X 线检查、CT、纤维支气管镜及痰细胞学检查等可进行鉴别。

（五）先天性肺囊肿

是先天性疾病，若未合并感染可无症状。肺部 X 检查可见多个边缘清楚、壁较薄的椭圆形或圆形阴影，周围无浸润病变，支气管造影有助于诊断。

【病情评估】

支气管扩张本身为不可逆性病理变化，预后的好坏取决于病变的范围和有无并发症。病变范围局限者，积极治疗很少对生命质量和寿命产生影响，若病变范围广泛，反复感染，或反复大咯血者，则预后很差。

【治疗】

（一）控制感染

若出现痰量及脓性成分增加、发热等急性感染征象时需使用抗生素，最好根据痰培养及药物敏感的结果使用，但在开始时常需给予经验治疗，如阿莫西林、氨苄西林、阿奇霉素、头孢克洛等，存在铜绿假单胞菌感染时，可选用喹诺酮类、氨基糖苷类或第三代头孢菌素中的头孢他啶、头孢哌酮。雾化吸入妥布霉素是清除或控制铜绿假单胞菌定植和感染的有效手段之一。

（二）清除气道分泌物

使用化痰药，以及振动、拍背和体位引流等胸部物理治疗均有助于清除气道分泌物。

（三）介入、手术

指征为：①病变为局限性，经充分内科治疗仍反复发作者。②大咯血来自于增生的支气管动脉、病变局限、经休息和抗生素等保守治疗不能缓解者。

第八章　肺结核

肺结核是由结核分枝杆菌引起的肺部慢性传染病，占各器官结核病总数的 80%～90%，是慢性传染病导致人类死亡第一位的死亡原因。临床上多呈慢性病程，常有低热、盗汗、消瘦、咳嗽、咯血等症状。尽管结核病总发病率有所下降，但疫情依然严重，仍是当前重要的公共卫生问题之一。世界卫生组织（WHO）积极推行全程督导短程化学治疗策略（DOTS）作为世界各国结核病防治规划的核心内容。

20 世纪 50 年代初，由于异烟肼等抗结核化疗药物相继问世，全球结核病疫情不同程度地逐渐下降。但是，20 世纪 80 年代中期以来，全球结核病疫情回升，并出现多重耐药菌等。印度、中国、俄罗斯、南非、秘鲁等国家集中了全球 80% 的结核病例，被定义为结核病高危险、高负担国家。

【病原学】

结核病的病原菌为结核分枝杆菌，为分枝杆菌复合群，包括结核分枝杆菌、牛分枝杆菌、非洲分枝杆菌和田鼠分枝杆菌。人类肺结核 90% 以上由结核分枝杆菌引起，牛分枝杆菌多引起肠道结核病。

典型的结核分枝杆菌的生物学特性有：①多形性：典型的结核杆菌形态细长而稍弯，两端呈圆形，痰标本中可呈现 T、V、Y 字形或丝状、球状、棒状等形态。②抗酸性：抗酸染色呈红色，可抵抗盐酸、酒精的脱色作用，故称为抗酸杆菌。③生长缓慢：增殖一代需 14～20 小时，培养需 2～8 周。④抵抗力强：阴暗潮湿环境中能生存数月，在痰内可存活 6～8 个月。对紫外线较敏感，阳光直射下 2～7 小时，或 75% 酒精接触 2 分钟，或煮沸 1 分钟，可被杀灭。环境或物品杀菌一般用 10 W 紫外线灯照射 30 分钟以上，含菌痰常用直接焚烧灭菌。⑤菌体成分复杂：含有类脂质、蛋白质、多糖类等。类脂质与变态反应有关，能促进入体单核细胞、上皮样细胞和淋巴细胞浸润而形成结核结节，参与组织坏死、干酪液化、空洞形成等病理过程；蛋白质是结核菌素的主要成分，可引起皮肤过敏反应；多糖则参与免疫反应。⑥变异性：是结核分枝杆菌重要的生物学特性。结核分枝杆菌在繁殖过程中由于染色体基因突变而产生耐药性，称为天然耐药。另外，药物与结核分枝杆菌接触后，有些菌发生诱导变异，逐渐适应，能在含药环境中继续生存，称为继发耐药。耐药性变异直接关系到治疗的成败。

【流行病学】

(一) 传染源

主要是继发性肺结核患者。由于结核分枝杆菌主要是随着痰排出体外而播散，因此，痰菌阳性的肺结核患者具有传染性，是传染源。传染性的大小取决于痰内菌量的多少。

(二) 传播途径

主要通过咳嗽、打喷嚏等方式将结核分枝杆菌的微滴排到空气中而传播。飞沫传播是肺结核最重要的传播途径，经消化道和皮肤等其他途径传播现已罕见。

(三) 易感人群

影响机体对结核分枝杆菌自然抵抗力的因素，除遗传因素外，还包括生活贫困、居住拥挤、营养不良等社会因素。婴幼儿、老年人、HIV 感染者、免疫抑制剂使用者、慢性疾病患者，都是结核病的易感人群。

【发病机制】

（一）免疫与变态反应

人体对结核分枝杆菌的自然（先天）免疫力是非特异性的。接种卡介苗或经过结核分枝杆菌感染后所获得的（后天）免疫力具有特异性，可杀死或包围入侵的结核分枝杆菌，制止扩散，终致愈合。两者对防止结核病的发生都是相对的。人体感染结核分枝杆菌后，可被免疫防御机制所杀灭而不发病。一旦人体免疫力减弱，就容易受感染而发病，或原已稳定的病灶重新活动。结核病的免疫主要是细胞免疫，表现在T淋巴细胞的致敏和吞噬细胞作用的增强。巨噬细胞将侵入的细菌吞噬、消化，并致敏T淋巴细胞，当致敏的T淋巴细胞再次接触细菌，便释放多种淋巴因子，使巨噬细胞聚集在细菌周围，激活并增强其吞噬、杀菌功能，在其吞噬并杀灭细菌后可转化成类上皮细胞和郎罕巨细胞，最后形成结核结节，使病变局限化。机体感染结核菌4~8周后，常出现过于强烈的变态反应，局部出现炎性渗出，甚至干酪样坏死，多伴有发热、食欲下降等全身症状。人体对结核分枝杆菌及其代谢产物的这种细胞免疫反应，属于迟发型变态反应。初次感染结核分枝杆菌者可能出现多发性关节炎、结节性红斑或疱疹性角膜结膜炎等变态反应的表现。

（二）初感染与再感染

用结核分枝杆菌注入未受感染的豚鼠，10~14天后注射局部发生红肿，形成溃疡，局部淋巴结肿大，终因结核分枝杆菌大量繁殖造成全身播散而死亡，表明豚鼠对结核杆菌无免疫力。如果用同量结核分枝杆菌注入4~6周前已受少量结核分枝杆菌感染的豚鼠体内，注射2~3天后局部反应剧烈，迅速形成表浅溃疡，但较快愈合，无淋巴结肿大及全身播散，亦不发生死亡，这种局部的剧烈反应是变态反应，使病灶趋于局限而不播散，为获得性免疫的证据，称为郭霍（Koch）现象。此现象解释了临床上原发性与继发性肺结核具有不同表现的机制。感染结核分枝杆菌后机体获得免疫力，90%的人可以终生不发病，约5%的人因免疫力低下可立即发病，即原发性肺结核；另约5%的人仅于其后机体免疫力下降或从外界再次感染后才发病，称为继发性肺结核，为成人肺结核的最主要临床类型。

【病理】

（一）基本病变

结核病的基本病理改变是炎性渗出、增生及干酪样坏死，3种病理改变可以1种为主，亦可同时存在，并互相转化。

1. 渗出

表现为充血水肿、粒细胞浸润和纤维蛋白渗出等，病灶中结核菌数量较多，常出现在结核炎症的早期、病灶恶化时。若人体免疫力强，病灶可完全吸收或演变为增生病变。

2. 增生

典型的增生病变为结核结节，发生在菌量较少而致敏T淋巴细胞数量多时，病灶中央为巨噬细胞衍生而来的朗罕巨细胞，周围由类上皮细胞、淋巴细胞、浆细胞和纤维细胞组成。常出现在机体抵抗力较强、疾病恢复阶段。

3. 干酪样坏死

多发生在结核分枝杆菌数量多、毒力较强、变态反应较强、机体抵抗力低下者在渗出或增殖病变的基础上，发生组织凝固性坏死，坏死物呈浅黄色块状物，类脂质含量多，状似干酪，故称为干酪样坏死，坏死病灶中常有大量结核分枝杆菌。

（二）转归

1. 吸收

早期渗出性病灶吸收后，常不遗留瘢痕。病灶吸收表示临床好转，如完全吸收，标志临床痊愈。

2. 纤维化

病灶愈合过程中常有纤维组织增生，形成条索状瘢痕。

3. 钙化

结核病灶内钙盐沉着，常见于儿童的原发结核病灶内。

3. 液化

干酪样坏死病灶中结核分枝杆菌大量繁殖可引起液化，部分坏死物被吸收，部分由支气管排出形成空洞，可造成支气管播散。如机体抵抗力强，病变被纤维组织包围，可形成结核球。

（五）播散

人体初次感染结核分枝杆菌时，结核分枝杆菌被细胞吞噬，经淋巴管被带到肺门淋巴结，少量结核分枝杆菌进入血液循环向周身播散，但并不一定伴随明显的临床症状（隐性菌血症）。坏死病灶侵蚀血管，大量结核分枝杆菌进入血液循环，可引起全身结核，如肺、肾、脑结核等。肺内细菌也可沿支气管播散到其他肺叶。大量含菌痰被咽入消化道，可引起肠结核、腹膜结核等。肺结核可局部进展扩大，直接蔓延到胸膜引起结核性胸膜炎。

【临床表现】

本病的临床表现多种多样。轻者可无症状，仅在 X 线检查时被动发现，尤其是老年人、慢性病患者，常被其他疾病所掩盖。

（一）症状

1. 呼吸系统症状

（1）咳嗽、咳痰

早期可有干咳或有少量黏液痰，合并其他细菌感染时，痰可呈脓性；结核空洞形成时，痰量增多。咳嗽、咳痰持续 2 周以上伴有痰中带血，是肺结核常见的可疑症状。

（2）咯血

多为痰中带血或小量咯血。痰中带血是病灶炎症累及毛细血管所致；小血管受损或空洞的血管瘤破裂，则引起咯血，甚至大咯血。咯血是引起结核病灶播散的原因之一。大咯血时可发生休克或窒息。

（3）胸痛

炎症波及壁层胸膜时可引起相应部位的刺痛，随呼吸运动和咳嗽而加重。

（4）呼吸困难

重症肺结核时肺功能受损，或胸膜广泛粘连导致胸廓活动受限，可出现

2. 全身症状

全身中毒症状中最常见的是发热，表现为长期低热，多见于午后，伴乏力、盗汗、食欲减退、体重减轻、面颊潮红等，妇女可出现月经失调等。肺部病灶急剧进展播散时，可有高热。

（二）体征

早期病灶小而局限，多无异常体征。若病变范围扩大，局部叩诊呈浊音，听诊可闻及支气管呼吸音和细湿啰音。因肺结核好发于上叶尖后段和下叶背段，故锁骨上下、肩胛间区闻及湿啰音，对诊断有较大的意义。空洞性病变位置表浅而引流支气管通畅时，有支气管呼吸音或伴湿啰音；巨大空洞可出

现带金属调的空瓮音。病变广泛纤维化或胸膜增厚粘连时，可出现患侧胸廓下陷、肋间隙变窄、气管移向患侧，健侧可有代偿性肺气肿等体征。少数患者可出现风湿热样表现，四肢大关节疼痛伴结节性红斑或环形红斑，称为结核性风湿症。

【实验室及其他检查】

（一）结核分枝杆菌检查

为确诊肺结核最特异的方法。

1. 痰涂片法

快捷、简便、易行，但敏感性不足。可采用齐-尼氏染色法或荧光显微镜检测法。如痰涂片检查阳性则诊断可基本成立。

2. 培养法

虽较费时，但更为精确，特异性高，除了解结核分枝杆菌有无生长，并能做药物敏感试验和菌型鉴定。有条件时涂片法与培养法均应进行。结核杆菌生长缓慢，使用改良罗氏培养法，一般需 2~8 周。采用液体培养基和测定细菌代谢产物法，10 天可报出结果。

3. 其他方法

PCR 法、核酸探针检测特异性 DNA 片段、色谱技术、免疫学方法、基因芯片法等。

（二）影像学检查

胸部 X 线检查是诊断肺结核的首选常规检查方法，可以发现早期轻微的结核病变，有助于确定病变的范围、部位、形态及与周围组织的关系，对判断病变的性质、有无活动性、有无结核空洞形成有重要的临床意义，同时常用于引导肺部病变穿刺、引流、介入等诊疗操作。胸部 CT 能提高分辨率，有助于发现微小的或隐蔽区域的病变。肺结核的常见 X 线表现有：①渗出性病灶表现为云雾状或片絮状，密度较淡，边缘模糊。②干酪性病灶表现为密度较高，浓淡不一，边缘清晰。③空洞病灶表现为环形边界的透光区。④纤维化、钙化、硬结病灶表现为斑点、条索、结节状，密度较高，边缘清晰。肺结核病灶好发于肺上部、肺下叶上部，存在时间较长，且有多种形态病灶混合存在。

（三）结核菌素试验

主要用于检出有无结核分枝杆菌感染，而非检出肺结核。纯蛋白衍化物（PPD）由旧结素滤液经三氯醋酸沉淀后的纯化物，为纯结素，不产生非特异性反应，已取代旧结核菌素试验（OT）。国际上常用 PPD-RT23，我国从人型结核杆菌制成 PPD-C 及从卡介苗制成 BCG-PPD，纯度均较好，已广泛用于临床诊断。皮内注射 0.1 mL（5 U）PPD 后皮肤硬结直径≥5 mm 为阳性反应。可疑病例若无反应，1 周后可再用 5 U 皮试，若仍为阴性，大多可排除结核分枝杆菌感染。

成人结素试验阳性仅说明曾有过结核分枝杆菌感染，目前并不一定患病；强阳性或 3 岁以下儿童的阳性反应和新近转阳性者，常提示有活动性肺结核的可能。结素试验阴性有下列情况：①没有结核菌感染。②结核菌感染后需 4~6 周才建立充分变态反应，而在此前可呈阴性。③应用皮质激素等免疫抑制药物，或患有营养不良、麻疹、百日咳等疾病的患者，结素反应亦可暂时消失。④重症结核病及各种重危病患者对结素无反应，或仅出现弱阳性，与人体免疫力及变态反应暂时受抑有关，待病情好转，可转为阳性反应。⑤其他细胞免疫功能缺陷病如白血病、淋巴瘤、结节病、艾滋病等患者或年老体衰者。

（四）其他检查

1. 血液检查

查结核病患者可无明显异常，严重病例可有继发性贫血；急性粟粒型肺结核可有白细胞总数减低或类白血病反应；活动性肺结核可出现红细胞沉降率增快，但对诊断无特异性。

2. 纤维支气管镜检查

仅用于支气管内膜结核的诊断或需要排除其他肺部疾病时。

3. 酶联免疫吸附试验（ELISA）

对无痰或痰菌阴性肺结核及肺外结核等，可检测血清中的特异性抗体，但特异性差。

4. 浅表淋巴结活检

有助于结核的鉴别诊断。

【诊断】

根据临床表现（慢性咳嗽、咯血、长期低热、盗汗等）、X线检查及痰结核菌检查等综合做出诊断。轻症病例常缺少特异性症状而早期诊断困难。

完整的肺结核诊断应包括临床类型、痰结核杆菌检查和治疗状况、病变范围及部位。

（一）分类诊断

详见结核病分类。

（二）痰结核菌检查

痰菌阳性或阴性，分别以涂（＋），涂（－），培（＋），培（－）表示。患者无痰或未查痰时，注明"无痰"或未查痰。

（三）治疗状况

明确是初治还是复治。初治为新发现或已知活动性肺结核，凡未经抗结核药物治疗或治疗未满 1 个月者；凡初治失败、规则用药满疗程后痰菌复阳、不规则化疗超过 1 个月、慢性排菌患者的治疗均列为复治。

（四）病变范围及部位

范围按左侧、右侧，每侧以上、中、下肺野划分。

（五）记录方式

按照结核病分类、病变部位、范围、痰菌情况及化疗史的程序书写。血行播散型肺结核应注明急性或慢性，继发型肺结核应注明浸润性、纤维空洞等。并发症（如自发性气胸、肺不张等）、伴发病（如硅沉着病、糖尿病等）、手术情况（如肺切除术后、胸廓成形术后等）可在化疗史后按并发症、伴发病、手术情况等顺序书写。

例如：

原发型肺结核：右中，涂（－），初治

继发型肺结核：双上，涂（＋），复治

【鉴别诊断】

（一）肺癌

多见于 40 岁以上患者，可有长期吸烟史，常有刺激性咳嗽、明显胸痛和进行性消瘦而无症状。X 线检查可有特征性改变。痰脱落细胞、纤维支气管镜检查及病灶活组织检查有助于鉴别诊断。

（二）慢性支气管炎

多中老年起病，慢性反复咳嗽、咳痰，常无明显的全身中毒症状，很少咯血；痰液检查无结核分枝杆菌，X线检查仅见肺纹理改变，一般抗感染治疗有效。老年肺结核患者常与之共存，应注意鉴别。

（三）肺炎链球菌肺炎

发病急骤，以高热、寒战、咳嗽、胸痛等表现为主，咳铁锈色痰为其特征性表现，X线检查可见以肺段或肺叶为范围的密度均匀一致的阴影，血白细胞计数及中性粒细胞增多，痰涂片检查可见肺炎链球菌，青霉素治疗有效，病程较短。

（四）支气管扩张症

以慢性咳嗽、咳痰和反复咯血为特征，痰结核分枝杆菌阴性，轻者X线胸片无异常或仅见肺纹理增粗，典型者可见卷发样改变。胸部高分辨CT检查可发现支气管腔扩大。

（五）肺脓肿

起病较急，高热、咳大量脓臭痰，痰中无结核分枝杆菌，血白细胞计数及中性粒细胞增多，一般抗生素治疗有效。

【结核病分类】

（一）原发型肺结核

原发型肺结核是指初次感染而发病的肺结核，多见于儿童，也可见于山区、农村初次进入城市的成人。原发病灶多发生于通气良好的肺部，如上叶底部、下叶上部，与随后引起的淋巴管炎和肺门淋巴结炎，统称为原发综合征。原发型肺结核临床症状轻，预后良好，绝大多数病灶可吸收、消散或钙化。少数肺门淋巴结结核经久不愈，甚至扩展至附近淋巴结，称为支气管淋巴结结核。偶可形成干酪性坏死，出现空洞，造成结核播散。X 线检查可见肺部原发灶、相应的淋巴管增粗和肺门淋巴结肿大。

（二）血行播散型肺结核

血行播散型肺结核为干酪样病灶液化，结核分枝杆菌侵入肺血管广泛播散所致，多由原发型肺结核发展而来。儿童较多见，成人则多由潜伏菌重新繁殖而发病。

1. 急性粟粒型肺结核

为大量结核分枝杆菌一次或在短时间内侵入血循环引起的，可以全身性播散，或仅局限于肺内。常急骤起病，全身毒血症状重，可有高热、呼吸困难等，可并发结核性脑膜炎。早期病灶 X 线检查不明显，常致漏诊、误诊，通常在起病 3 ~4 周后，胸片显示双肺满布边缘整齐、大小在 1~3 mm 的粟粒样致密阴影。

2. 亚急性血行播散型肺结核

在人体具有一定免疫力的基础上，少量结核分枝杆菌间歇多次进入血循环所引起。病情进展缓慢，临床表现不典型，可无显著的中毒症状，具有反复性和阶段性特点。X 线检查示大小不等、新旧不一的病灶，密度和分布均不一致，多在两肺上、中野。

（三）继发型肺结核

继发型肺结核多发生于成人，病程长，易反复。肺内病变多为含有大量结核分枝杆菌的早期渗出病变，易进展，病灶可形成干酪样坏死、液化，演变为空洞和支气管播散，同时又多出现病变周围纤维组织增生，使病变局限化和瘢痕形成。X线检查表现呈多态性，好发于上叶尖后段和下叶背段。痰结核分枝杆菌检查常为阳性。根据病理特点和X线表现可分为：

1. 浸润性肺结核

多发生于肺尖和锁骨下，X线检查多呈小片状或斑点状阴影，可融合和形成空洞。渗出性病变易吸收，而纤维增殖病变吸收很慢，可长期无改变。

2. 空洞性肺结核

空洞形态不一，大多由干酪渗出性病变溶解形成洞壁不明显、多个空腔的虫浊样空洞。临床症状明显，多有发热、咳嗽、咳痰和咯血等，痰菌多为阳性。有效的化学治疗后，出现空洞不闭合，但长期多次查痰阴性，空洞壁由纤维组织或上皮细胞覆盖，称为"净化空洞"。

3. 结核球

多由干酪样病变吸收和周边纤维包裹，或干酪空洞阻塞性愈合而形成。结核球直径多为2~3 cm，内有钙化灶或液化坏死形成空洞，同时80%以上结核球有卫星灶，可作为诊断和鉴别诊断的参考。

4. 干酪样肺炎

多发生在机体免疫力低下和体质衰弱，又受到大量结核分枝杆菌感染的患者，或有淋巴结支气管瘘，淋巴结中的大量干酪样物质经支气管进入肺内而发生。大叶性干酪样肺炎X线检查呈大叶性密度均匀磨玻璃状阴影，逐渐出现融解区，呈虫蚀样空洞，可出现播散病灶，痰中能查到结核分枝杆菌。小叶性干酪样肺炎的症状和体征较轻，X线检查呈小叶斑片播散病灶，多发生在双肺中下部。

5. 纤维空洞型肺结核

多因肺结核失治或误治，空洞迁延不愈，洞壁逐渐变厚并广泛纤维化，随着机体免疫力高低，病灶可吸收、修复与恶化、进展交替发生。病灶常有反复的支气管播散，痰中结核分枝杆菌阳性，为结核病的重要传染源。X线检查可见一侧或两侧单个或多个厚壁空洞，多伴有支气管播散病灶及明显的胸膜增厚，肺纹理呈垂柳状，纵隔向病侧移位，健侧可有代偿性肺气肿。

（四）结核性胸膜炎

结核性胸膜炎为胸膜感染结核分枝杆菌或对结核分枝杆菌的过敏反应所致，常见于青壮年，临床上分为干性及渗出性两种。

1. 干性胸膜炎

病变侧胸膜有纤维蛋白渗出，渗出液少，故胸膜粗糙，随着呼吸与咳嗽产生胸痛。听诊时有胸膜摩擦音，X线检查无明显异常。

2. 渗出性胸膜炎

胸膜内有不同数量的渗出液。发病急，高热、胸痛、咳嗽、气促，患侧胸廓饱满，呼吸运动减弱，气管向健侧移位，触诊震颤减低，叩诊呈浊音或实音，听诊呼吸音减弱或消失。X线检查显示患侧为均匀一致的阴影，外侧上缘呈弧形升高。

（五）其他肺外结核

按照部位和脏器命名，如骨关节结核、肾结核、肠结核等。

（六）菌阴肺结核

菌阴肺结核为三次痰涂片及一次培养阴性的肺结核，其诊断标准为：①典型肺结核临床症状和胸部X线表现。②抗结核治疗有效。③临床可排除其他非结核性肺部疾病。④PPD（5 U）强阳性，血清抗结核抗体阳性。⑤痰结核菌 PCR 和探针检测呈阳性。⑥肺外组织病理证实结核病变。⑦支气管肺泡灌洗中检出抗酸分枝杆菌。⑧支气管或肺组织病理证实结核病变。

具备①~⑥中 3 项或⑦~⑧中的任何 1 项可确诊。

【病情评估】

（一）活动性

对确诊的患者，应进一步明确有无活动性，活动性病变需立即进行规范的治疗。根据 X 线检查及痰菌检查做出判断。

（二）传染性

确诊为活动性肺结核的患者，应进行痰菌检查，以明确有无排菌，从而确定有无传染性。

三、临床类型

据患病年龄、感染途径与方式、临床表现，结合胸部影像学检查结果，做出临床类型的判断。少年儿童以原发型肺结核多见，成年人以继发型肺结核中的浸润性肺结核多见。

【治疗】

（一）化学治疗

1. 化疗的原则

早期、规律、全程、适量、联合。完整的治疗包括强化和巩固两个阶段。

（1）早期

对所有检出和确诊患者均应立即给予化学治疗，早期化学治疗有利于迅速杀菌，促使病变吸收和减少传染性。

（2）规律

严格遵照医嘱要求规律用药，不漏服，不停药，以避免耐药性的产生。

（3）全程

保证完成规定的治疗期是提高治愈率和减少复发率的重要措施。

（4）适量

严格遵照适当的药物剂量用药，药物剂量过低不能达到有效的血浓度，影响疗效和易产生耐药性，剂量过大易发生药物毒副反应。

（5）联合

指同时采用多种抗结核药物治疗，可提高疗效，同时通过交叉杀菌减少或防止耐药性的产生。

2．化疗作用

（1）杀菌

迅速杀死病灶中大量有繁殖能力的结核分枝杆菌，使患者由传染源转为非传染源，减轻肺组织破坏，缩短治疗时间，客观指标为痰菌迅速阴转。

（2）防止耐药菌产生

防止获得性耐药变异菌的出现是保证治疗成功的重要措施，耐药变异菌的发生不仅会造成治疗失败和复发，而且会造成耐药菌的传播。

（3）灭菌

彻底杀灭结核病变中半静止或代谢缓慢的结核分枝杆菌，是化学治疗的最终目的，以降低完成规定疗程治疗后的复发率。

3．化疗的生物学机制

病灶中菌群常包括多种不同生长速度的结核菌群：A群多存在于早期浸润性病灶和空洞内，为细胞外菌，生长繁殖旺盛，致病力强，传染性大，也易被抗结核药物所杀灭；B群处于半静止状态，多存在于巨噬细胞内酸性环境中和空洞壁坏死组织中；C 群为偶然繁殖菌，存在于包裹的干酪坏死灶内，仅对少数药物如利福平敏感；D 群为休眠菌，无致病力和传染性。抗结核药物对不同菌群的作用各异，对 A 群作用由强至弱依次为异烟肼>链霉素>利福平>乙胺丁醇；对 B 群作用由强至弱依次为吡嗪酰胺>链霉素>利福平>异烟肼；对 C 群作用由强至弱依次为利福平>异烟肼。通常大多数抗结核药物可以作用于 A 群菌，异烟肼和利福平具有早期杀菌作用，即在 48 小时内迅速杀菌，使菌群数量明显减少，传染性减小或消失，痰菌阴转，对防止获得性耐药的产生有重要作用。B 和 C 群菌由于处于半静止状态，抗结核药物的作用相对较差，有"顽固菌"之称，杀灭 B 和 C 群菌可以防止复发。抗结核药物对 D 群菌无作用。

4. 常用抗结核药物

目前公认的抗结核药物有异烟肼、利福平、链霉素、吡嗪酰胺等一线杀菌剂和乙胺丁醇、对氨水杨酸钠、氨硫脲、卷曲霉素、卡那霉素、丙硫异烟胺等二线抑菌剂。近年来临床应用的抗结核新药主要有利福霉素类如利福喷汀、利福布汀与喹诺酮类如氧氟沙星、左旋氧氟沙星和环丙沙星等。常规剂量的异烟肼和利福平在细胞内外都能达到杀菌要求，称为全杀菌剂。链霉素和吡嗪酰胺为半杀菌剂，前者在偏碱的环境中能发挥最大作用，但对细胞内结核杆菌无效；后者可渗入吞噬细胞，只在偏酸环境中有杀菌作用。

（1）异烟肼（H 或 INH）

杀菌力强，不受周围环境 pH 的影响，且相对低毒，能迅速穿透组织与病变，能通过血脑屏障，杀灭细胞内外代谢旺盛或代谢缓慢的结核分枝杆菌。其抗菌机制是抑制结核分枝杆菌细胞壁的主要成分（分枝菌酸）的合成。成人每天 300 mg，1 次口服。对结核性脑膜炎和急性粟粒型结核病，剂量可加倍，症状缓解后改常规量。可予气管内或胸腔内给药。不良反应偶见周围神经炎、中枢神经系统中毒及肝脏损害等。

（2）利福平（R 或 RFP）

为广谱抗生素。其杀灭结核分枝杆菌的机制是抑制菌体的 RNA 聚合酶，从而阻碍 mRNA 的合成。对 A、B、C 3 种菌群均有作用，常与 INH 联合应用。成人口服 450~600 mg，每天 1 次。不良反应轻微，可有过敏反应、转氨酶升高等。另有长效利福类衍生物如利福喷汀，每周口服 1 次，疗效与每天服用利福平相仿。

（3）吡嗪酰胺（Z 或 PZA）

能进入细胞内，特别是巨噬细胞内酸性环境中杀灭结核分枝杆菌，对减少远期复发率有重要作用。每天 1.5~2 g，分 3 次口服。不良反应有高尿酸血症、关节痛、胃肠道反应和肝损害。

（4）链霉素（S 或 SM）

为广谱氨基苷类抗生素，对结核分枝杆菌有杀菌作用，能干扰结核分枝杆菌的酶活性，阻碍蛋白质合成。对细胞内的结核分枝杆菌作用较小。成人每天肌内注射 0.75~1 g。间歇疗法为每周 2 次，每次肌肉注射 1 g。妊娠妇女慎用，肾功能减退者不宜使用。不良反应有第 8 对颅神经损害，过敏反应较少见。不良反应显著时必须及时停药。

（5）乙胺丁醇（E 或 EMB）

为抑菌药，可延缓结核分枝杆菌对其他抗结核药物的耐药性的出现。成人 25 mg/kg，每天 1 次口服，8 周后改为每天 15 mg/kg。不良反应很少，剂量过大时可引起球后视神经炎、视力减退等，停药后能恢复。

（6）对氨水杨酸钠（P 或 PAS）

为抑菌药，可以延缓结核分枝杆菌对其他抗结核药物的耐药性。成人每天 8~12 g，分 2~3 次口服，宜饭后服用。不良反应有胃肠道反应，严重者应停药。

5. 标准化化疗方案

目前主要应用短程化疗方案，联用异烟肼、利福平等两种以上杀菌剂，疗程6~9个月。给药方法有每天给药及间歇给药法，有规律的每周3次联合用药（间歇用药），能达到每天用药同样的效果。在开始化疗的1~3个月内每天用药（强化阶段），其后每周3次间歇用药（巩固阶段），有利于督导用药，保证全程化疗。常用化疗方案有：

（1）初治涂阳治疗方案

异烟肼、利福平和吡嗪酰胺组合为基础的6个月短化方案：①2HRZE（S）/4HR，强化期H、R、Z、E或S，每天1次，共2个月。巩固期H、R，每天1次，共服4个月。②2HRZE（S）/4H$_3$R$_3$，强化期H、R、Z、E（S），每天1次，共2个月。巩固期H、R每周3次，共服4个月。③2H$_3$R$_3$Z$_3$E$_3$（S$_3$）/4H$_3$R$_3$，强化期H、R、Z、E（S），每周3次，共2个月。巩固期H、R，每周3次，共4个月。

（2）复治涂阳治疗方案

治疗目标为：①细菌转阴和治愈。②为手术治疗创造条件。复治方案由2~3种估计敏感的药物组成。既往若未用过RFP、EMB或PZA，则此2~3种药联合疗效最佳，疗程6~9个月或稍长。喹诺酮类药物为复治提供了新的选择机会，但必须与其他有效药物联合。复治方案中均保留INH。复治方案的拟订须保证方案的整体性和所联合药物的可靠性，决不能逐个药物试加。

6. 疗效判定

以痰结核分枝杆菌持续3个月转阴为主要指标。X线检查病灶吸收、硬结为第二指标。临床症状在规范治疗数周后即可消失，因此不能作为判定疗效的决定指标。

7. 化疗失败的原因与对策

疗程结束时痰菌未能阴转，或在疗程中转阴，X线检查显示的病灶未能吸收、稳定或恶化，提示化疗失败。其常见原因是化疗方案不合理，未规律用药或停药过早，或者细菌耐药，机体免疫力低下等。为了避免化疗失败，化疗方案必须正确拟订，患者在责任人督导下坚持早期、适量、规律、全程联用敏感药物。只有在发生严重不良反应或证实细菌已耐药的情况下，才能由医生决定是否停药，或改换新的化疗方案。新方案应包含两种以上敏感药物。

8. 耐药肺结核的防治策略

耐药结核病，特别是耐多药结核病（MDR-TB，是指至少耐异烟肼和利福平的结核病）和超级耐多药结核病（XDR-TB，是指除耐异烟肼和利福平外，还耐二线抗结核药物的结核病）的治愈率低，死亡率高，特别是发生在HIV 感染的病例，治疗费用昂贵，传染性强，危害性大。我国为耐多药结核病的高发国家之一。制定 MDR-TB 的治疗方案应注意：①详细了解患者用药史。②尽量用药敏试验结果指导治疗。③治疗方案至少含 4 种可能的敏感药物，药物至少每周使用 6 天。吡嗪酰胺、乙胺丁醇、氟喹诺酮应每天用药，二线药物根据患者耐受性也可每天 1 次用药或分次服用。氨基糖苷类或卷曲霉素注射剂类至少使用 6 个月，吡嗪酰胺可考虑全程使用。④药物剂量依体重决定。⑤痰涂片和培养阴转后至少应继续治疗 18 个月，有广泛病变的应延长至 24 个月。

预防耐药结核病发生的最佳策略是加强实施 DOTS 策略，使初治涂阳患者在良好的管理下达到高治愈率。另一方面加强对 MDR-TB 的及时发现和给予合理治疗以阻止其传播。

（二）对症治疗

1. 发热、盗汗

以卧床休息及使用抗结核药物为主，不需特殊处理，但高热时可给小量退热药口服或物理降温；盗汗甚者可于睡前口服阿托品。

2. 咳嗽、咳痰

一般情况不需用药，剧烈干咳时可适当使用可待因等镇咳药治疗。

3. 大咯血

（1）一般处理

吸氧。安静休息，消除紧张情绪，必要时可用小量镇静剂。取患侧卧位，轻轻将气管内存留的积血咳出。年老体弱、肺功能不全者，慎用强力镇咳药，以免抑制咳嗽反射和呼吸中枢，使血块不能咳出，发生窒息。在抢救大咯血时，应特别注意保持呼吸道通畅，若有窒息征象，应立即取头低脚高体位，轻拍背部，以便血块排出，并尽快挖出口、咽、喉、鼻部积血。

（2）止血药物

脑垂体后叶素 5 U 加入 50% 葡萄糖 40 mL 中缓慢静脉推注，或 10 U 加入 5% 葡萄糖液 500 mL 静脉滴注。禁用于高血压、心力衰竭患者及孕妇。亦可选用氨基己酸、氨甲苯酸、肾上腺色腙等。

（3）输血

大量咯血者，根据血红蛋白和血压下降情况，酌情给予适量输血。

（4）局部止血

大量咯血不止者，可经纤维支气管镜确定出血部位，用浸有稀释的肾上腺素海绵压迫或填塞于出血部位止血。亦可用冷生理盐水灌洗，或在局部应用凝血酶或气囊压迫控制止血等。必要时可在明确出血部位的情况下考虑肺叶、肺段切除术。

（三）其他治疗

1. 应用糖皮质激素

一般情况下不用糖皮质激素治疗，因其能抑制机体免疫力，单独应用可促使结核病变扩散。若毒性症状过于严重，可在使用有效抗结核药物的同时，加用糖皮质激素，以减轻炎症和变态反应，促使渗液吸收，减少纤维组织形成和胸膜粘连的发生。毒性症状减退后，激素剂量递减，至6~8周停药。适应证：急性粟粒型肺结核、干酪样肺炎、急性结核性渗出性胸膜炎等。

2. 手术治疗

适用于肺组织有严重破坏，经长期内科治疗未能促使其复原的病灶，如一侧或一叶肺广泛破坏、较大的结核球、单侧纤维厚壁空洞、严重的支气管扩张并反复咯血等，可做肺叶或全肺切除。结核性脓胸和（或）支气管胸膜瘘必要时可做肺叶胸膜切除术。

【预防】

（一）全程督导化疗

结核病的全程督导化疗是指患者在治疗过程中，每次用药都必须在专业医务人员或经规范培训的家庭督导员的直接监督下进行，因任何原因未及时用药时，必须采取补救措施，以保证按个体化治疗方案规律用药。

（二）病例报告和管理

主动查找无症状患者，如居民的定期胸部 X 线检查等。因多数患者是在就诊时发现，临床医生应提高对结核病诊断的敏感性，避免漏诊和误诊。所查出病例及时登记、报告。

（三）卡介苗接种

卡介苗（BCG）是一种无毒牛型结核杆菌活菌疫苗，接种后可使人体产生对结核杆菌的获得性免疫力，以保护未被感染者。接种对象是未受感染的人，主要是新生儿、儿童或结素阴性的青少年。

（四）预防性化疗

主要用于受结核分枝杆菌感染易发病的高危人群，包括 HIV 感染者、密切接触涂阳肺结核患者人群、矽肺、糖尿病、长期应用糖皮质激素者、吸毒人群、营养不良者、儿童和青少年 PPD 试验阳性者。服药方法是成人异烟肼300 mg，每天 1 次口服，连用 6~9 个月；儿童 4~8 mg/kg，每天 1 次口服，连用 3 个月。疗程中应监测肝功能。

第九章　特发性肺纤维化

间质性肺疾病（interstitial lung disease，ILD）是一组主要累及肺间质和肺泡，导致肺泡-毛细血管功能单位减损的弥漫性肺疾病。间质性肺疾病包括200多个病种，尽管每一种疾病的临床表现、实验室和病理学改变有各自的特点，然而它们具有一些共同的呼吸病理生理学改变、临床表现和胸部X线特征，表现为渐进性、劳力性气促，限制性通气功能障碍伴弥散功能降低，低氧血症和双肺弥漫性影像学改变。多缓慢进展，逐渐丧失肺泡-毛细血管功能单位，最终发展为弥漫性肺纤维化和蜂窝肺，导致呼吸衰竭而死亡。

特发性肺纤维化（idiopathic pulmonary fibrosis，IPF）为最常见的间质性肺疾病，病变局限于肺部，引起弥漫性肺纤维化，导致肺功能损害和呼吸困难。患病率随着年龄增加而增加，男性多于女性。

【病因和发病机制】

IPF的发病机制尚不清楚，发病的危险因素有吸烟、接触金属粉尘或木尘等，亦与胃食管反流病、病毒感染、自身免疫等因素有关。遗传因素对发病过程可能有一定的影响。

【病理】

IPF的病理改变与病变的严重程度有关，一般出现普通型间质性肺炎（UIP）的病理特征，主要特点是病变在肺内分布不均一，可以在同一低倍视野内看到正常、间质炎症、纤维增生和蜂窝肺的变化，主要累及胸膜下外周肺腺泡或肺小叶。

【临床表现】

IPF 一般于 50 岁以上发病，起病隐匿，主要症状是干咳和劳力性气促，并进行性加重。一般不出现全身性表现，也可有乏力、体重减轻等不典型表现。

因长期缺氧，部分患者出现杵状指（趾），可闻及肺底部吸气性啰音，疾病晚期因肺功能低下可出现紫绀、右心功能不全等体征。

【实验室及其他检查】

（一）胸部 X 线检查

胸片显示双肺弥漫的网格状或网络小结节状浸润影，以双下肺和外周（胸膜下）明显，通常伴有肺容积减小。个别早期患者胸片可基本正常或呈磨玻璃样变化，随着病情进展，可出现直径多在 3~15 mm 大小的多发性囊状透光影（蜂窝肺）。高分辨率 CT（HRCT）是诊断 IPF 的重要方法，有利于发现早期病变，表现为肺内不规则线条网格样改变，伴有囊性小气腔形成，较早在胸膜下出现，小气道互相连接可形成胸膜下线等。

（二）肺功能检测

表现为限制性通气功能障碍和弥散量减少，伴有低氧血症和 I 型呼吸衰竭。

（三）实验室检查

可有血沉加快、血乳酸脱氢酶（LDH）和免疫球蛋白增高；10%~26%的患者类风湿因子和抗核抗体阳性。

（四）外科肺活检

经高分辨率 CT 诊断仍不确定者，没有手术禁忌证时应考虑外科肺活检。肺组织病理改变是 UIP，诊断标准是：①明显纤维化或结构异常，伴或不伴有蜂窝肺，胸膜下、间质分布。②斑片肺实质纤维化。③成纤维细胞灶。

【诊断】

主要根据临床特征、胸部影像学改变、肺功能异常、病理活检综合做出诊断，并排除其他已知原因导致的 ILD。根据是否有外科肺活检的结果，有两种确诊标准。

（一）确诊标准一

1. 外科肺活检

显示组织学符合普通型间质性肺炎的改变。

2. 同时具备下列条件

①排除其他已知的可引起 ILD 的疾病，如药物中毒、职业环境性接触和结缔组织病等。②肺功能检测有限制性通气功能障碍伴弥散功能下降。③常规 X 线胸片或 HRCT 显示双下肺和胸膜下分布为主的网状改变或伴蜂窝肺，可伴有少量磨玻璃样阴影。

（二）确诊标准二

无外科肺活检时，需要符合下列所有 4 条主要指标和 3 条以上的次要指标。

1. 主要指标

①除外已知原因的 ILD，如某些药物毒性作用、职业环境接触史和结缔

组织病等。②肺功能表现异常，包括限制性通气功能障碍。③胸部 HRCT 表现为双下肺和胸膜下分布为主的网状改变或伴蜂窝肺，可伴有极少量磨玻璃样阴影。④经纤维支气管镜肺活检或支气管肺泡灌洗液检查不支持其他疾病的诊断。

2. 次要指标

①年龄>50 岁。②隐匿起病或无明确原因的进行性呼吸困难。③病程≥3 个月。④双肺听诊可闻及吸气性啰音。

【鉴别诊断】

主要与过敏性肺炎、石棉沉着病等亦可引起肺间质纤维化的疾病鉴别。

【病情评估】

（一）病情严重度

根据临床表现、胸部影像学特征、肺功能及 6 分钟步行试验等做出病情严重度评估。若患者有显著的呼吸困难，Ⅰ型呼吸衰竭，HRCT 已存在显著纤维化及蜂窝样改变，6 分钟步行试验 $SPO_2<88\%$，提示病情较重，死亡风险大。

（二）预后

因该病目前除肺移植外，尚无有效治疗措施，因此预后差。病情进展速度有明显的个体差异，经过数月至数年发展为呼吸衰竭和慢性肺心病，起病后平均存活时间为 2~3 年。

【治疗】

非手术治疗效果有限。目前尚无有效的药物治疗方法，主要采用糖皮质激素或联合细胞毒药物治疗，其使用剂量和疗程视患者的具体病情而定。

（一）药物治疗

目前尚无有循证医学证据的药物治疗方案，N-乙酰半胱氨酸或吡非尼酮（TNF-α 抑制剂）可在一定程度上延缓肺功能的恶化，降低急性加重的频率，可尝试应用。急性加重的患者可应用大剂量糖皮质激素治疗，常用泼尼松或其他等效剂量的糖皮质激素，0.5 mg/（kg · d）口服。

尼达尼布（商品名 OFEV）治疗 IPF 的作用受到重视，作为酪氨酸激酶抑制剂类药物中的一种，尼达尼布可针对参与肺纤维化病理机制的生长因子受体发挥靶向作用。其他治疗药物包括环磷酰胺、硫唑嘌呤、γ-干扰素、秋水仙碱、青霉胺等，但临床疗效有待于进一步论证。

（二）非药物治疗

1. 肺康复训练

肺康复训练能够预防肺泡塌陷，促进肺复张，从而减轻患者肺纤维化的程度。肺康复训练通过骨骼肌的锻炼、呼吸功能的调整增强了患者的体力活动能力，降低了其合并心血管疾病、肥胖等急性加重因素的风险。

2. 氧疗

存在明显低氧血症的患者，应实施长程氧疗。

（三）肺移植

为目前 IPF 最有效的治疗方法，当患者肺功能严重不全、低氧血症迅速恶化，但不伴有严重的心、肝、肾病变，年龄小于 60 岁者，可考虑进行肺移植。

（四）其他

缓解咳嗽，积极治疗胃食管反流病等。

第十章　原发性支气管肺癌

原发性支气管肺癌，简称为肺癌，是原发于各级支气管黏膜或腺体的肺部恶性肿瘤。由于肺癌的早期诊断目前尚缺乏有效手段，多数患者一旦发现已处于中、晚期，所以总的 5 年生存率仍然很低，肺癌无论是年发患者数（160 万/年）还是死亡人数（140 万/年），均居全球癌症的首位。我国肺癌已成为癌症死亡的首位病因。

【病因和发病机制】

本病病因尚未明确，目前认为与下列因素有关。

（一）吸烟

目前公认长期吸烟是肺癌死亡率增加的首要原因。吸烟与肺癌的发生呈正相关，且与吸烟量呈正比。吸烟年限越长，量越多，开始吸烟的年龄越小，发病率与死亡率越高。与不吸烟者比较，吸烟者发生肺癌的危险性平均高 4~10 倍，重度吸烟者可达 10~25 倍。被动吸烟也可引起肺癌。纸烟中主要含有尼古丁、一氧化碳、苯并芘、亚硝胺及放射性元素钋等多种致癌物质，其中苯并芘为主要的致癌物质。

（二）空气污染

包括室内小环境和室外大环境的空气污染。室内小环境污染有被动吸烟、燃料燃烧和烹调加热所释放出的油烟雾等。室外大环境污染包括汽车尾气、工业废气等。据统计，城市肺癌发病率明显高于农村，工业发达国家高于工业落后国家，可能与工业废气和致癌物质（主要是苯并芘）污染空气有关。

（三）职业致癌因子

如石棉、无机砷化合物、铬及某些化合物、镍、铍、二氯甲醚、芥子体、氯乙烯；放射性物质如铀、镭衰变过程中产生的氡及氡子体；煤烟、焦油和石油中的多环芳烃、烟草的加热产物以及长期接触与吸入粉尘等，均可诱发肺癌。

（四）电离辐射

大剂量电离辐射与肺癌发病有关。

（五）其他

近年认为肺癌的发生与某些癌基因的活化及抗癌基因的丢失密切相关。此外，病毒感染、天然 β 胡萝卜素和维生素 A 缺乏、机体免疫功能低下、内分泌失调及家族遗传等因素对肺癌的发生可能起综合性作用。

【病理和分类】

（一）按照解剖学部位分类

1. 中央型肺癌

生长在段支气管以上位于肺门附近者，称为中央型肺癌，约占肺癌的 3/4，以鳞状上皮细胞癌和小细胞肺癌（small cell lung cancer，SCLC）较常见。

2. 周围型肺癌

生长在段支气管及其分支以下者，称为周围型肺癌，约占肺癌的 1/4，以腺癌较为常见。

（二）按照组织病理学分类

1. 非小细胞肺癌（non-small cell lung cancer, NSCLC）

（1）鳞状上皮细胞癌（简称鳞癌）

最常见，占原发性肺癌的 40%～50%。多见于老年男性，多有吸烟史，以中央型肺癌多见。早期导致管腔狭窄，出现肺不张和阻塞性肺炎。癌组织易变性、坏死，形成空洞或脓肿。鳞癌生长缓慢，转移晚，手术切除的机会相对较大。典型的鳞癌细胞大，呈多形性，胞浆丰富，有角化倾向，核畸形，染色深，细胞间桥多见，常呈鳞状上皮样排列。

（2）腺癌

女性多见，与吸烟关系不大，与肺组织炎性瘢痕关系密切。本型常在肺边缘部形成直径 2～4 cm 的肿块，多表现为周围型。腺癌细胞多呈腺体或乳头样结构，圆形或椭圆形，胞浆丰富，核大，常有核仁，核膜较清楚。腺癌富含血管，故局部浸润和血行转移较鳞癌早，易转移至肝、脑和骨，易累及胸膜。

（3）大细胞癌

可发生在肺门附近或肺边缘的亚段支气管。由大小不一的多角形或不规则形细胞组成，呈实性巢状排列，常有大片出血、坏死和空洞形成；癌细胞胞浆丰富，细胞核大，核仁明显，核分裂多见，可分为巨细胞型和透明细胞型。本型转移较小细胞癌晚，手术切除机会较大。

（4）其他

有腺鳞癌、类癌、肉瘤样癌等。

2. 小细胞肺癌

恶性程度最高，患者年龄较轻，多有吸烟史。多发生于肺门附近的大支气管，常侵犯管外肺实质，易与肺门、纵隔淋巴结融合成团块。癌细胞体积小，类圆形或梭形，胞浆少，类似淋巴细胞，且生长快，侵袭力强，远处转移早。确诊时多有血管受侵或转移，常转移至淋巴结、脑、肝、骨和肾上腺等。本型对放射治疗和化学药物治疗敏感。

【临床表现】

肺癌依据部位、类型、大小、发展阶段、有无并发症或转移情况而临床表现不同。早期基本无症状，通常因体检发现，尤其是周围型肺癌。

（一）原发肿瘤引起的表现

1. 咳嗽、咳痰

为常见的早期症状，常呈刺激性干咳，或伴少量黏液痰。如肿瘤导致远端支气管狭窄，表现为持续性咳嗽，呈高音调金属音，为特征性阻塞性咳嗽。如继发感染时，则咳脓性痰。

2. 咯血

癌组织血管丰富，痰内常间断或持续带血，如侵及大血管可导致大咯血。

3. 喘鸣

如肿瘤引起支气管部分阻塞，可引起局限性喘鸣，并可有胸闷、气急等。

4. 全身表现

体重下降、发热等为常见的全身症状，疾病晚期多出现恶病质。

（二）肺外胸内扩展引起的表现

1. 胸痛

肿瘤侵犯胸膜或纵隔，可产生不规则的钝痛；侵入胸壁、肋骨或压迫肋间神经时可致胸痛剧烈，且有定点或局部压痛，呼吸、咳嗽则加重。

2. 呼吸困难

如肿瘤压迫大气道，可出现吸气性呼吸困难。

3. 吞咽困难

如肿瘤侵及或压迫食管，可表现为咽下困难，尚可引起支气管-食管瘘。

4. 声音嘶哑

如癌肿或转移性肿大的淋巴结压迫喉返神经（左侧多见），则出现声音嘶哑。

5. 上腔静脉阻塞综合征

如肿瘤侵犯纵隔，压迫阻塞上腔静脉回流，导致上腔静脉阻塞综合征，表现为头、颈、前胸部及上肢的淤血、水肿，颈静脉扩张等，查体可见前胸壁静脉扩张迂曲。

6. 霍纳（Horner）综合征

肺尖部肺癌又称为肺上沟瘤，可压迫颈部交感神经，引起同侧眼睑下垂、眼球内陷、瞳孔缩小、额部少汗等一组表现，称为 Horner 综合征。

（三）胸外远处转移引起的表现

如肺癌转移至脑、肝、骨骼、肾上腺、皮肤等，可出现相应的表现。锁骨上淋巴结是肺癌常见的转移部位，多位于前斜角肌区，无痛感，固定而坚硬，逐渐增大并融合。

（四）胸外表现

肺癌的胸外表现是指非转移性胸外其他系统脏器出现的一系列与肺癌的发生相关的临床表现，包括内分泌、神经肌肉、结缔组织、血液系统和血管的异常改变，又称为副癌综合征。常见的表现有：①杵状指（趾）和肥大性骨关节病，以长骨远端多见。②高钙血症，与发生骨转移或生成过多的甲状旁腺相关蛋白有关，常见于鳞癌。③分泌促性腺激素，引起男性乳房发育。④分泌促肾上腺皮质激素样物质，引起库欣（Cushing）综合征，多见于小细胞肺癌。⑤分泌抗利尿激素，引起稀释性低钠血症。⑥神经肌肉综合征，包括小脑皮质变性、脊髓小脑变性、周围神经病变、重症肌无力和肌病等多见于小细胞肺癌。⑦类癌综合征，表现为支气管痉挛性喘息、阵发性心动过速、水样腹泻、皮肤潮红伴感觉异常等。⑧其他表现可有硬皮症、栓塞性静脉炎、血小板减少性紫癜等。

【实验室及其他检查】

（一）胸部影像学检查

X 线检查为常规检查方法，如检查发现块影或可疑肿块阴影，可进一步选用高电压摄片、体层摄片、CT、MRI、单光子发射计算机断层显像（SPECT）和正电子发射型计算机断层显像（PET）等检查。CT 对发现气管、主动脉周围、脊柱旁沟和肺门附近等早期隐蔽性病灶极有帮助，还能辨别肺门和纵隔淋巴结是否肿大；高分辨 CT 或螺旋 CT 能发现大于 3 mm 的病灶；MRI 对了解肺癌与心脏大血管、支气管胸壁的关系极有帮助，但对肺内病灶的显示方面不及 CT；SPECT 方法简便、无创，利用肿瘤细胞摄取放射性核素与正常细胞之间的差异，进行肿瘤定位、定性和骨转移诊断；PET 用于肺癌及淋巴结转移的定位诊断，诊断肺癌骨转移的价值优于 SPECT。肺癌的影像表现有：①中央型肺癌：多表现为一侧边缘毛糙的肺门类圆性阴影，或单侧性不规则的肺门肿块等。②周围型肺癌：早期表现为边缘不清的局限性小斑片状阴影，如动态观察可呈密度增高且边缘清楚的圆形或类圆形影。③细支气管-肺泡细胞癌：有结节型和弥漫型两种类型。

（二）痰脱落细胞检查

是简单而有效的早期诊断手段之一，并能进行组织学检查，3 次以上的系列痰标本检查可提高中央型肺癌的诊断率。痰细胞学检查的阳性率的高低与标本是否合格、检查技术水平、肿瘤类型及送检次数（以 3~4 次为宜）等因素有关，非小细胞癌的阳性率较小细胞肺癌者高，可达 70% ~80%。

（三）支气管镜

检查是确诊肺癌的重要检查方法。能直接窥视到支气管内的癌肿或浸润，可在透视下做肺组织活检，或吸取支气管深部痰液或肺泡灌洗液送检。刷检诊断率可达 92%，活检诊断率可达 93%。支气管镜检查的并发症有喉痉挛、气胸、低氧血症及出血等。

（四）肿瘤标志物检测

目前认为癌胚抗原（CEA）、神经特异性烯醇酶（NSE）、细胞角蛋白 19 片段（CYFRA21-1）及胃泌素释放肽前体（ProGRP）联合检测，对诊断肺癌及进行病情监测有一定的临床价值。

（五）肺针吸活检

包括浅表淋巴结针吸细胞学检查、经支气管镜针吸细胞学检查和经皮针吸细胞学检查等方法，可提高肺癌的诊断率。

（六）其他检查

胸膜活检、纵隔镜活检、开胸活检等，均可根据具体情况采用。

【诊断】

肺癌的早期诊断极为重要，影像学、细胞学和病理学检查是诊断肺癌的必要手段。早期诊断与患者对肺癌的基础知识的掌握及医生对肺癌的诊断的警觉性、敏感性关系密切。

对40岁以上长期大量吸烟者，有下列情况时应注意排查肺癌的可能：①刺激性咳嗽持续2~3周，治疗无效。②原有慢性呼吸道疾病，咳嗽性质改变者。③持续痰中带血而无其他原因可解释者。④反复发作的同一部位的肺炎，特别是肺段性肺炎。⑤原因不明的肺脓肿，无中毒症状，无大量脓痰，抗感染治疗效果不显著者。⑥原因不明的四肢关节疼痛及杵状指（趾）。⑦X线的局限性肺气肿或段、叶性肺不张，孤立性圆形病灶和单侧性肺门阴影增大者。⑧原有肺结核病灶已稳定，而形态或性质发生改变者。⑨无中毒症状的胸腔积液，尤以血性、进行性增加者。

【鉴别诊断】

（一）肺结核

多见于青壮年，病程长，常有持续性发热及全身中毒症状，可有反复的咯血，痰液可检出结核分枝杆菌，X线检查有结核病变的特征，抗结核治疗有效。

（二）肺炎链球菌肺炎

多见于青壮年，急性起病，寒战高热，咳铁锈色痰，白细胞增高，抗生素治疗有效。若起病缓慢，无毒血症状，抗生素治疗效果不明显，或在同一部位反复发生的肺炎等，应注意肺癌的可能。

（三）肺脓肿

起病急，中毒症状明显，伴咳大量脓臭痰，白细胞和中性粒细胞增高，胸部 X 线呈薄壁空洞，内壁光整，内有液平，周围有炎症改变。而癌性空洞常先有肿瘤症状，然后出现继发感染的症状。纤维支气管镜等可以鉴别。

（四）结核性胸膜炎

胸液多呈透明，草黄色，有时为血性，而癌性胸水增长迅速，以血性多见，并结合胸水 CEA、ADA（腺苷酸脱氨酶），能否找到癌细胞以及抗结核治疗疗效等进行鉴别。

【病情评估】

（一）TNM 分期

2009 年国际肺癌研究学会的肺癌 TNM 分期系统，见表 10-1。

表 10-1　肺癌的 TNM 分期

原发肿瘤 T	
T_x	原发肿瘤大小无法测量；或痰脱落细胞，或支气管冲洗液中找到癌细胞，但影像学检查和支气管镜检查未发现原发肿瘤
T_0	没有原发肿瘤的证据
T_{is}	原位癌
T_{1a}	原发肿瘤最大直径<2 cm，局限于肺和脏层胸膜，或局限于支气管壁
T_{1b}	原发肿瘤>2 cm，≤3 cm

原发肿瘤 T	
T_{2a}	肿瘤最大直径>3 cm，≤5 cm；或累及主支气管，但距离隆突≥2 cm；或累及脏层胸膜；或扩展到肺门的肺不张或阻塞性肺炎，但未累及全肺
T_{2b}	肿瘤>5 cm，≤7 cm
t_3	肿瘤>7 cm；或无论大小累及胸壁、横膈、心包、纵隔胸膜或主支气管（距隆突<2 cm，但未及隆突）；或全肺不张；或原发肿瘤同一肺叶出现分离的癌结节
t_4	无论大小，侵及纵隔、心脏、大血管、隆突、气管、食管或椎体；原发肿瘤同侧不同肺叶出现分离的癌结节
区域淋巴结 N	
N_x	淋巴结转移情况无法判断
N_0	无区域淋巴结转移
N_1	同侧支气管、肺门淋巴结转移
n_2	同侧纵隔、隆突下淋巴结转移
n_3	对侧纵隔和对侧肺门、前斜角肌或锁骨上区淋巴结转移
远处转移 M	
M_x	无法评价有无远处转移
M_0	无远处转移
M_{1a}	胸膜播散（恶性胸腔积液、心包积液或胸膜结节）、原发肿瘤对侧肺叶出现分离的癌结节
M_{11b}	有远处转移（肺/胸膜外）

（二）临床分期

根据 TNM 分期的结果，进行临床分期，见表 10-2。临床上一般将

0~ Ⅲa 期肺癌称为早中期肺癌，Ⅲb 期及Ⅳ期肺癌称为晚期肺癌。

表 10-2　肺癌的临床分期

临床分期	TNM 分期结果
隐匿期	$T_X N_0 M_0$
0 期	$TisN_0 M_0$
1_a 期	$t_1 n_0 m_0$
lb 期	$T_{2a} N_0 M_0$
Ⅱ$_a$ 期	$T_1 N_1 M_0$，$T_{2b} N_0 M_0$，$T_{2a} N_1 M_0$
Ⅱ$_b$ 期	$T_{2b} N_1 M_0$，$T_3 N_0 M_0$
Ⅲ$_a$ 期	$T_{1\sim3} N_2 M_0$，$T_3 N_{1\sim2} M_0$，$T_4 N_{0\sim1} M_0$
Ⅲ$_b$ 期	$T_{1\sim4} N_3 M_0$，$T_4 N_{2\sim3} M_0$
Ⅳ期	$T_{1\sim4} N_{0\sim3} M_1$

（三）预后

肺癌患者良好的预后取决于早发现、早诊断和早治疗。确诊的肺癌患者，其预后取决于组织学类型及确诊时的临床分期，并与治疗措施的合理选择有关。由于早期诊断不足致使肺癌预后差，86%肺癌患者在确诊的 5 年内死亡。

【治疗】

治疗方案主要根据肿瘤的组织学决定。通常 SCLC 发现时已转移，难以通过外科手术根治，主要依赖化疗或放、化疗综合治疗；NSCLC 中央型多见，或可为局限性，外科手术或放疗效果好，但对化疗及放疗的反应较 SCLC 差。

（一）手术治疗

手术治疗是 NSCLC 的主要治疗方法。鳞癌比腺癌和大细胞癌手术切除率高，治疗效果好。SCLC 国内主张先化疗、后手术。推荐肺叶切除术，肺功能不良者及有外周性病变的患者，可行肺段切除术和楔形切除术。

（二）化学药物治疗（简称化疗）

小细胞肺癌对化疗最敏感，鳞癌次之，腺癌最差。化疗药物能提高小细胞肺癌的缓解率，常用依托泊苷（VP-16）、阿霉素（ADM）、替尼泊苷（VM-26）、卡铂（CBP）、顺铂（DDP）及环磷酰胺（CTX）等。另外，洛莫司丁（CCNU）、长春新碱（VCR）等对本病也有效。

SCLC 常用的化疗方案：①EP 方案：VP-16 每天 100 mg/m²，静脉滴注第 1~3 天；DDP 每天 100 mg/m²，静脉滴注第 1~3 天。每 3 周为 1 周期。②CAV 方案：CTX 1000 mg/m²，第 1 天静脉注射；ADM 40~50 mg/m² 第 1 天静脉注射；VCR1 mg/m²，第 1 天静脉注射。每 3 周为 1 周期目前所推荐的标准方案为：以铂类为基础加一个新的化疗药物（如紫衫醇、多烯紫衫醇、长春瑞滨和吉西他滨等）。

（三）放射治疗（简称放疗）

放疗分为根治性和姑息性两种。根治性放疗用于病灶局限、因解剖原因不便手术或患者不愿意手术者，若结合化疗可提高疗效。姑息性放疗的目的在于抑制肿瘤的发展，延迟肿瘤扩散和缓解症状，常用于控制骨转移性疼痛、骨髓压迫、上腔静脉压迫综合征和支气管阻塞及脑转移引起的症状。放疗对 SCLC 效果较好，其次为鳞癌和腺癌，其放射剂量以腺癌最大，小细胞癌最小。

（四）靶向治疗

肿瘤分子靶向治疗是以肿瘤组织或细胞中所具有的特异性分子为靶点，利用分子靶向药物特异性阻断该靶点的生物学功能，选择性从分子水平来逆转肿瘤细胞的恶性生物学行为，从而达到抑制肿瘤生长甚至肿瘤消退的目的。靶向治疗主要适合于表皮生长因子受体（EGFR）敏感突变的晚期 NSCLC，化疗失败或者无法接受化疗的 NSCLC，代表药物为吉非替尼和厄洛替尼。此外，还有以肿瘤血管生成为靶点的靶向治疗。

（五）生物反应调节剂（BRM）

BRM 为小细胞肺癌提供了一种新的治疗手段，如小剂量干扰素、转移因子、左旋咪唑、集落刺激因子（CSF）等在肺癌的治疗中都能增加机体对化疗、放疗的耐受性，提高疗效。

【预防】

应积极宣传和采取有效措施减少或避免吸入含有致癌物质污染的空气和粉尘，包括劝告戒烟，加强环境暴露时的防护，治理室内小环境及室外大环境的污染等。对重点人群进行周期性普查，普及肺癌的基础知识，提高医务人员对肺癌诊断的警觉性及敏感性，做到早发现、早诊断、早治疗。

第十一章　慢性呼吸衰竭

呼吸衰竭是指外呼吸（通气和换气）功能严重障碍，不能进行有效的气体交换，导致缺氧，伴或不伴二氧化碳潴留，引起的一系列生理功能和代谢紊乱的临床综合征。如在海平面、静息状态下呼吸室内空气，动脉血氧分压（PaO_2）低于 60 mmHg，伴或不伴有动脉二氧化碳分压（$PaCO_2$）高于 50 mmHg，即为呼吸衰竭。

呼吸衰竭依据病因、起病缓急及原有呼吸功能是否正常分为急性和慢性，急性呼吸衰竭是指原有呼吸功能正常，由于突发原因，如溺水、电击伤、创伤、毒物中毒、急性重症感染或理化刺激等，导致突然发生的呼吸功能衰竭，常在数秒或数小时内发生，病情多危重，需及时救治；慢性呼吸衰竭是指在原有慢性阻塞性肺疾病等慢性胸肺疾病的基础上，呼吸功能障碍逐步加重而引起的缺氧和二氧化碳潴留的呼吸衰竭。临床上慢性呼吸衰竭较为常见。由于发病过程缓慢，机体通过代偿适应，尚能保持一定的工作和生活自理能力时，称为代偿性慢性呼吸衰竭；若并发呼吸道急性感染或由于其他原因加重呼吸功能损害，发生失代偿，则称为失代偿性慢性呼吸衰竭。

呼吸衰竭根据病理生理和动脉血气分析结果，分为Ⅰ型呼吸衰竭和Ⅱ型呼吸衰竭，Ⅰ型呼吸衰竭多由于换气功能障碍所致，仅有缺氧，不伴有二氧化碳溜留；Ⅱ型呼吸衰竭常由于通气功能障碍所致，缺氧同时伴有二氧化碳潴留。

【病因和发病机制】

（一）病因

1. 支气管、肺疾病

COPD、支气管哮喘、慢性肺心病、重症肺结核、广泛肺纤维化和尘肺等。其中 COPD 是最为常见病因。

2. 肺血管疾病

肺栓塞、肺血管炎、肺动–静脉瘘等。

3. 胸廓与胸膜病变

严重的气胸、大量胸腔积液、胸部手术、外伤、广泛胸膜增厚粘连及脊柱严重的后凸、侧凸等。

4. 神经及肌肉疾病

脑部疾病（炎症、肿瘤、外伤、药物麻醉或中毒等）损及延髓呼吸调节中枢；颈胸段脊髓炎、急性多发性神经根炎、肌萎缩侧索硬化症、重症肌无力等。

（二）发病机制

1. 肺泡通气不足

中枢神经系统疾病使呼吸抑制，或阻塞性肺疾病并发感染使气道阻塞。加重时，肺泡通气量减少，氧和二氧化碳不能有效交换，引起缺氧和二氧化碳潴留，两者的程度平行，临床表现为低氧血症伴高碳酸血症。

2. 通气/血流比例（V/Q）失调

正常情况下，肺泡每分钟的通气量为 4.2 L，流经肺泡毛细血管的血流量是 5 L，因此，通气/血流比例为 0.84。肺栓塞时，进入肺泡的部分气体不能与血流进行充分交换，造成无效通气，V/Q 大于 0.84，引起缺氧。气道阻塞、肺不张时，由于通气减少，流经肺泡周围的静脉血不能充分进行氧合而进入动脉，造成生理性静-动脉分流，V/Q 小于 0.84，发生缺氧。

3. 弥散障碍

氧和二氧化碳对肺泡膜的通透能力相差很大，前者仅为后者的 1/20，故在病理情况下，弥散功能障碍主要影响氧的交换，临床表现为低氧血症，见于肺水肿等。

4. 氧耗量增加

机体氧耗增加是加重呼吸衰竭患者缺氧的原因之一，常见于患者有发热、寒战、呼吸用力和抽搐等。另外，在气道阻塞的情况下，不合理应用呼吸兴奋剂，亦会显著增加氧耗而加重缺氧，应予重视。

【病理生理】

慢性呼吸衰竭的主要病理改变是缺氧，可伴有不同程度的高碳酸血症，两者对机体的影响一般表现为早期刺激机体发生代偿性兴奋，随着病情加重发生系统脏器功能失代偿而表现为系统脏器功能抑制，最终可发生系统脏器功能衰竭。

（一）缺氧

1. 中枢神经系统

大脑皮质对缺氧最敏感，缺氧最易引起脑功能障碍。缺氧可使脑血管扩张，脑血流增加，当缺氧加重时，引起细胞内和间质性水肿，导致颅内压升高，从而压迫血管，使脑血流减少，加重缺氧性脑损害。供氧停止 4~5 分钟可发生不可逆的脑损害。

2. 循环系统

轻度缺氧使心率加快、心肌收缩力增强和心排血量增加；严重缺氧时由于发生心肌损伤、坏死等，心肌收缩力减弱和心排血量减少，使心率变慢并出现心律失常。缺氧对血管的影响按照部位不同而异，脑和冠状血管扩张，皮肤和腹腔内脏血管收缩，肺小动脉痉挛，使肺动脉压升高。长期肺动脉高压，引起右心室肥厚，甚至右心衰竭。

3. 呼吸系统

呼吸中枢对缺氧的敏感性远较二氧化碳低，因此仅于明显缺氧时才出现通气量增加。

4. 肝、肾及消化系统

缺氧可损害肝、肾功能，使转氨酶升高、尿量减少和氮质潴留，多为功能性改变，可随着病情好转而恢复。严重缺氧可增强胃壁细胞碳酸酐酶活性，使胃酸分泌增多，故可出现胃黏膜糜烂、坏死、出血与溃疡。

5. 细胞代谢和电解质

严重缺氧时由于无氧酵解增加，产生大量的乳酸，从而引起代谢性酸中毒。同时由于能量代谢不足，钠泵功能障碍，氢离子和钠离子进入细胞内，钾离子移向细胞外，引起转移性高钾血症。

（二）二氧化碳潴留

1. 中枢神经系统

少量二氧化碳潴留可兴奋呼吸中枢，但超过一定浓度，发生二氧化碳潴留时，则起抑制作用。脑血管扩张、血流量增加是二氧化碳潴留早期的代偿现象；晚期则颅内压升高，并出现脑水肿。当 $PaCO_2$ 增至正常 2 倍以上时，患者逐渐进入昏迷状态，出现肺性脑病。引起肺性脑病的常见原因有高碳酸血症、低氧血症、酸碱平衡失调等，而呼吸道感染、使用镇静剂或给氧不当等常为其发生的诱发因素。

2. 循环系统

二氧化碳潴留对循环系统最突出的影响是血管扩张，如周围皮肤血管、脑血管、冠状动脉血管扩张等。一定程度 $PaCO_2$ 升高，可刺激心血管运动中枢和交感神经，使心率加快，心肌收缩力增强，心输出量增高，内脏血管收缩，血压升高。

3. 呼吸系统

二氧化碳是强有力的呼吸中枢兴奋剂，$PaCO_2$ 急骤升高，呼吸加深加快；长时间严重的二氧化碳潴留会造成中枢化学感受器对二氧化碳的刺激作用发生适应；当 $PaCO_2$ 超过 80 mmHg 时，会对呼吸中枢产生抑制和麻醉效应，此时呼吸中枢的兴奋性，主要靠缺氧刺激颈动脉窦及主动脉体化学感受器来维持。慢性呼吸衰竭患者呼吸中枢对二氧化碳潴留的敏感性降低，或当 $PaCO_2$ 超过 80 mmHg 时，呼吸中枢的兴奋性依赖于缺氧的刺激，如吸入高浓度氧，解除了低氧对呼吸中枢的刺激作用，可导致呼吸抑制而加重病情，此为 II 型呼吸衰竭须控制性氧疗的原因，是重要的临床知识点。

4. 酸碱平衡和电解质

除了呼吸性酸中毒和代谢性酸中毒以外，由于患病时间较长，热量食摄入不足和治疗中使用利尿剂、糖皮质激素等原因，常可引起低钾血症。

5. 肾功能

轻度二氧化碳潴留可扩张肾血管，增加肾血流，使尿量增加；但如果呼吸性酸中毒失代偿，pH 明显下降时，肾血管痉挛，肾血流量明显减少。

【临床表现】

除有原发疾病的临床表现外，出现慢性呼吸衰竭的临床表现包括缺氧和二氧化碳潴留所引起的各系统脏器损害的表现。两者表现虽各有不同，但常同时存在，故难以明确区分。

（一）呼吸困难

最早出现的症状，轻者仅感呼吸费力，重者呼吸窘迫、大汗淋漓，甚至窒息。病情不同呼吸可浅速或深缓，呈潮式、间歇或抽泣样节律异常等。中枢性呼吸衰竭的患者，呼吸困难主要表现为节律和频率的异常；呼吸器官病变引起的呼吸困难，因辅助呼吸肌参与活动，表现为点头或抬肩呼吸。呼吸衰竭并不一定有呼吸困难，如中枢神经药物中毒时，呼吸匀缓、表情淡漠或昏睡；严重肺气肿并发呼吸衰竭或肺性脑病，进入二氧化碳麻醉阶段，也可没有明显的呼吸困难表现。

（二）紫绀

缺氧的典型体征。血流淤积，毛细血管及静脉血氧饱和度偏低，容易出现紫绀。紫绀的轻重主要取决于缺氧的程度，也受血红蛋白量、皮肤色素及心功能状态的影响。当血氧饱和度（SaO_2）低于 90% 时，可在唇甲出现紫绀。贫血者紫绀一般不明显。

（三）精神神经症状

轻度缺氧可有注意力不集中、定向障碍；严重缺氧者特别是伴有二氧化碳潴留时，随着病情变化可出现头痛、兴奋、抑制、嗜睡、抽搐、意识丧失甚至昏迷。慢性胸肺疾患引起的呼吸衰竭急性加剧时，低氧血症和二氧化碳潴留发生迅速，常并发肺性脑病。

（四）血液循环系统表现

缺氧和二氧化碳潴留早期，可出现心率增快、血压上升和肺动脉压升高；

急性严重心肌缺氧，可出现心律失常，甚至心跳骤停；严重或长期缺氧，可出现血压下降，最后导致循环衰竭。

（五）消化系统和泌尿系统表现

肝细胞缺氧发生变性坏死或肝脏淤血，可见血清丙氨酸转氨酶增高。严重缺氧和二氧化碳潴留常有消化道出血，其原因可能是胃肠道黏膜充血、水肿、糜烂，或形成应激性溃疡所引起。部分患者发生肾功能障碍，出现少尿、蛋白尿、管型尿及氮质血症。

【实验室及其他检查】

（一）动脉血气分析

对诊断呼吸衰竭和酸碱失衡的严重程度及指导治疗具有重要意义。pH 可反映机体的代偿状况，有助于急性和慢性呼吸衰竭的鉴别。当 $PaCO_2$ 升高、pH 正常时，称为代偿性呼吸性酸中毒；若 $PaCO_2$ 升高、pH<7.35，称为失代偿性呼吸性酸中毒需要指出，由于血气受年龄、海拔高度、氧疗等多种因素的影响，在具体分析时一定要具体结合临床情况做出判断。

（二）肺功能检测

通过肺功能检测可判断通气功能障碍的性质（阻塞性、限制性或混合性）及是否合并换气功能障碍，并对通气和换气功能障碍的严重程度进行判断。重症患者肺功能检测受到限制，不宜强行检查。

（三）胸部影像学检查

包括普通 X 线胸片、胸部 CT 和放射性核素肺通气/灌注扫描、肺血管造影等。有助于了解原发病的诊断及严重程度，有无合并肺部感染。

（四）纤维支气管镜检查

对于明确大气道情况和取得病理学证据具有重要意义，一般不做常规检查。

【诊断】

慢性呼吸衰竭的诊断以基础原发病为前提，结合缺氧及二氧化碳潴留的临床表现、动脉血气分析结果等，综合做出诊断。诊断要点包括：

（一）病史

有 COPD 或其他导致呼吸功能障碍的慢性支气管-肺、胸廓胸膜原发疾病病史，近期内有促使肺功能恶化的诱因，如肺部感染等。

（二）临床表现

有缺氧和二氧化碳潴留的临床表现。

（三）动脉血气分析

诊断标准为：①Ⅰ型呼吸衰竭：海平面平静呼吸空气的条件下，$PaO_2 < 60$ mmHg 同时 $PaCO_2$ 正常或下降。②Ⅱ型呼吸衰竭：海平面平静呼吸空气的条件下，$PaO_2 < 60$ mmHg 同时 $PaCO_2 > 50$ mmHg。

【病情评估】

（一）呼吸泵衰竭和肺衰竭

由中枢神经体系疾病、外周神经系统疾病、神经肌肉组织疾病及胸廓疾病导致的呼吸衰竭，称为呼吸泵衰竭，多表现为Ⅱ型呼吸衰竭，针对病因的治疗及呼吸功能支持治疗为重要的治疗措施。由气道阻塞、肺组织病变及肺血管疾病导致的呼吸衰竭，称为肺衰竭，其中因气道阻塞引起的多为 II 型呼吸衰竭，治疗以改善通气功能结合氧疗为主；因肺组织病变及肺血管疾病引起的多为 I 型呼吸衰竭，应以病因治疗及氧疗为主。

（二）严重度及预后

根据患者病史、临床表现、动脉血气分析结果及并发症情况，判断其严重度及预后。年长患者，病史长久的患者，合并严重肺部感染肺性脑病、低血压休克及严重水电、酸碱失衡的患者，病情危重，预后不良。

【治疗】

治疗原则包括病因和诱发因素的治疗，保持呼吸道通畅，纠正缺氧和改善通气，同时积极防治并发症，纠正酸碱平衡失调和电解质紊乱。

（一）保持呼吸道通畅

1. 清除呼吸道分泌物

应用祛痰剂如溴己新、氨溴索、舍雷肽酶等，亦可用 α-糜蛋白酶 5 mg 加入生理盐水 10 mL 雾化吸入，降低痰液黏度而使痰容易咳出。咳痰无力的患者，可采用体位引流等措施帮助排痰。咽喉部和气管内痰液，可用吸痰器抽吸。痰液干结、有脱水表现者，应适当补液，稀释痰液，以利于排痰。

2. 解除支气管痉挛

积极使用支气管扩张药物，可选用 β_2 受体激动剂、抗胆碱能药、糖皮质激素或茶碱类药物等。

3. 建立人工气道

必要时可考虑做气管插管或气管切开，建立人工气道，便于改善通气功能及氧疗。

（二）氧疗

通过增加吸入氧浓度来纠正患者缺氧状态的治疗方法，称为氧疗。氧疗可纠正低氧血症，保证组织细胞氧供，防止重要器官的缺氧损害，解除肺细小动脉痉挛，降低肺动脉压，减轻右心负荷，改善心脏功能，是慢性呼吸衰竭的重要治疗方法。

1. 吸氧浓度

确定吸氧浓度的原则是保证 PaO_2 迅速提高到 60 mmHg 或血氧饱和度达 90% 以上，在满足基本氧疗目标的同时，尽量减低吸氧浓度。

2. 氧疗原则

慢性呼吸衰竭应采用控制性氧疗，吸氧浓度控制在 25%～33%。Ⅰ型呼吸衰竭患者吸氧浓度可适当提高，尽快使 PaO_2>60 mmHg，但一般吸氧浓度也不超过 40%。Ⅱ型呼吸衰竭患者，吸氧宜从低浓度开始，逐渐提高浓度，一般不超过 33%。

3. 给氧方式

慢性呼吸衰竭患者临床上最常用、简便的给氧方法是经鼻导管或面罩吸氧，氧流量 1～3 L/min，其吸氧浓度的换算公式是：吸入氧浓度（FiO_2）= 21+4×氧流量（L/min）。

（三）增加通气量、减少二氧化碳潴留

1. 应用呼吸兴奋剂

肺性脑病或Ⅱ型呼吸衰竭 $PaCO_2$>75 mmHg 时，即使无意识障碍也可酌情使用呼吸兴奋剂。呼吸兴奋剂可刺激呼吸中枢或主动脉体、颈动脉窦化学感

受器，在气道通畅的前提下提高通气量，从而纠正缺氧并促进二氧化碳的排出。此外，尚能使患者清醒，有利于咳嗽、排痰。呼吸兴奋剂需与氧疗、抗感染、解痉和排痰等措施配合应用，方能更好地发挥作用，常用洛贝林或尼可刹米静脉滴注。也可服用阿米三嗪 50～100 mg，每天 2 次，该药作用于颈动脉化学感受器，兴奋呼吸，从而加强肺泡-毛细血管的气体交换，增加动脉氧分压和血氧饱和度。

2. 机械通气

借助人工辅助通气装置（呼吸机）改善通气和（或）换气功能，即为机械通气。呼吸衰竭应用机械通气能维持必要的肺泡通气量，降低 $PaCO_2$，改善肺的气体交换效能，使呼吸肌得以休息，有利于恢复呼吸肌功能。根据病情选用无创或有创机械通气，在 COPD 患者急性加重期，早期给予无创机械通气可以防止呼吸功能不全加重，缓解呼吸肌疲劳，减少后期气管插管率，改善预后。

（四）控制感染

感染是慢性呼吸衰竭急性加重的常见诱因，病原菌大多为革兰阴性杆菌、耐甲氧西林金黄色葡萄球菌和厌氧菌，并且细菌的耐药性明显增高。多以三代或四代头孢菌素为主，静脉途径联合用药。有条件者应尽快行痰培养及药物敏感试验，以便选用敏感有效的抗生素。

（五）纠正酸碱平衡失调和电解质紊乱

1. 呼吸性酸中毒

积极改善肺泡通气，排出体内潴留的二氧化碳。

2. 呼吸性酸中毒合并代谢性酸中毒

提高通气量以纠正二氧化碳潴留，并治疗引起代谢性酸中毒的病因及诱因。当 pH<7.25 时，可考虑静脉补碱，否则有加重二氧化碳潴留的危险。

3. 呼吸性碱中毒

发生于机械通气量过大，二氧化碳排出过多时，应降低机械通气量。

4. 呼吸性酸中毒合并代谢性碱中毒

发生于使用利尿剂或糖皮质激素不当、进食减少、呕吐频发之后。患者多为低钾低氯性碱中毒，应补充钾盐和氯离子，同时继续改善通气，并分析、去除低钾原因。如无肾功能障碍及少尿，氯化钾每天 3 次，每次 1 g 口服；或补达秀 0.5~1 g，口服，每天 2 次，必要时用 1~1.5 g 加入 5%~10%葡萄糖液 500 mL 中静脉滴注，每小时不超过 1 g，每天可静脉滴注 3 g。纠正低钾一般需经 1~2 周，遵循“见尿补钾，多尿多补，少尿少补，无尿不补”的原则。低氯严重者，可用氯化铵每天 3 次，每次 0.3~2 g 口服，或用精氨酸每天 10 g 稀释后静脉滴注。

（六）应用糖皮质激素

有扩张支气管、消炎、抗过敏和减轻脑水肿的药理作用，用于有显著支气管痉挛表现、毒血症状严重、脑水肿或并发休克者。以短疗程、大剂量为原则，常选用氢化可的松 100~300 mg，或甲泼尼龙 80~160 mg，或地塞米松 10~20 mg，每天 1 次静脉滴注，一般应用 3~5 天。

（七）防治消化道出血

慢性呼吸衰竭患者，应常规给予西咪替丁或雷尼替丁口服，亦可口服奥美拉唑等质子栗抑制剂，预防消化道出血。若出现大量呕血或柏油样便，根据出血量评估结果，考虑输注新鲜全血，同时胃内灌入去甲肾上腺素冰水，并给予质子泵抑制剂静脉推注或静脉滴注。防治消化道出血的关键在于纠正缺氧和二氧化碳潴留。

（八）防治休克

引起休克的原因复杂，包括酸碱平衡失调和电解质紊乱、严重感染、消化道出血、心力衰竭及机械通气使用压力过高等，应详细分析发生休克的主要原因，针对病因采取相应措施。经治疗未见好转，应给予升压药，如多巴胺、间羟胺等。

（九）其他

患者精神症状明显时，可给予小量地西泮肌肉注射，或水合氯醛保留灌肠，但应密切观察病情变化，防治因呼吸中枢抑制而病情加重。禁用对呼吸中枢有抑制作用的吗啡、哌替啶、巴比妥类、氯丙嗪或异丙嗪等药物。有心力衰竭和水肿者，可酌情使用利尿剂、强心剂，加强护理及营养支持。

【预防】

积极防治慢性阻塞性肺疾病、肺结核、尘肺等慢性呼吸系统疾病；已确诊的患者，平时应适当进行体育锻炼及抗寒锻炼，增强机体抗病能力，防治感冒和呼吸道感染，改善心、肺功能。有条件的患者，应进行家庭长期氧疗。

第十二章　循环系统疾病概论

循环系统由心脏、血管和调节血液循环的神经、体液等组成，其功能是为全身组织器官运输血液，保证人体正常新陈代谢。循环系统疾病包含心脏病和血管病，合称心血管病，以心脏病最为多见。心血管病有较高的病死率与病残率。

一、循环系统疾病的分类诊断

（一）病因诊断

包括先天性、动脉粥样硬化性、高血压性、肺源性、风湿性、感染性、血液病性、内分泌病性、心脏神经症、营养代谢性、药物性、原因不明性等。

（二）病理解剖诊断

①心肌病变：如心肌缺血、心肌炎、心脏扩大、心肌梗死、心肌硬化、心脏破裂、乳头肌或腱索断裂、心室壁瘤等。②心内膜病变：如心内膜炎、心内膜纤维增生、心瓣膜病（狭窄、关闭不全、脱垂、撕裂等）。③心包疾病：如心包炎症、积液、积血、积脓、缩窄等。④心脏和大血管疾病畸形。⑤冠状动脉病变：如血栓形成、栓塞、粥样硬化、炎症等。⑥心脏肿瘤。⑦血管病变：如动脉瘤、夹层分离、静脉炎等。

（三）病理生理诊断

包括休克、心力衰竭、心绞痛、高动力循环状态、乳头肌功能不全、心律失常等。

循环系统疾病的完整诊断应包括病因、病理解剖和病理生理 3 个方面。如诊断风湿性心脏病时须包括风湿性心脏病（病因诊断），二尖瓣狭窄（病理解剖诊断），心脏增大（病理解剖诊断），心房颤动（病理生理诊断），心力衰竭（病理生理诊断）。

二、循环系统疾病的诊断思路

循环系统疾病的诊断需要依据病史、临床症状和体征、实验室检查及器械检查等资料进行综合分析。

（一）常见症状

呼吸困难、紫绀、心悸、胸痛或胸部不适、水肿、咳嗽、咯血、头痛、眩晕、晕厥等。既往史中应注意风湿热、咽炎、扁桃体炎、慢性支气管炎等病史。还应了解过去是否发现有心脏病及其诊断和处理经过。家族史中需注意有无高血压病、动脉粥样硬化等遗传病史。

（二）常见体征

心脏扩大、心脏杂音、心包摩擦音、异常心音、心律失常、周围血管征、颈静脉充盈、肝肿大、下肢水肿等。两颧呈紫红色有助于诊断二尖瓣狭窄和肺动脉高压，发绀和杵状指（趾）有助于诊断右至左分流的先心病，皮肤黏膜的瘀点、脾大等有助于诊断感染性心内膜炎。

（三）实验室检查

血常规、尿常规、生化、微生物和免疫学检查等。如风心病时予抗"O"、血沉、C 反应蛋白等检查；感染性心脏病时进行微生物培养、血液细菌、病毒核酸及抗体等检查；动脉粥样硬化时做各种脂质检查；各种内分泌病的有关测定；急性心肌梗死时行血肌钙蛋白、肌红蛋白和心肌酶的测定以及肝肾功能、电解质测定等。

（四）器械检查

常规器械检查有动脉血压测定、心电图检查、心脏 X 线透视等。近年新的检查方法主要有两大类：①有创性检查：心血管造影，心内膜心肌活组织检查，各种临床心脏电生理检查以及心血管内镜检查，心脏和血管腔内超声显像等。②无创性检查：各种心电检查超声心动图，24 小时动态血压监测；实时心肌声学造影，多层螺旋 CT（MDCT）和 CT 血管造影（CTA）；MRI 及磁共振血管造影（MRA）等。

三、循环系统疾病的防治

（一）病因防治

1. 消除病因

如积极防治链球菌感染和风湿活动，可使儿童风湿性心脏病的发病率大幅减少。积极防治慢性阻塞性肺疾病可减少或延缓慢性肺源性心脏病的发生。

2. 综合干预

各种危险因素中除年龄、性别外，大多数可控，如吸烟、肥胖、血脂异常、糖代谢异常、高血压等。从改变不良生活方式人手，认真积极地干预各种危险因素，可有效地降低冠心病、高血压及其并发症的发生率和死亡率。

（二）病理解剖的治疗

外科手术或介人治疗可以根治大多数先天性心脏病及某些心脏瓣膜病。血管病变进行局部介入手术治疗，如粥样斑块的激光或超声消融、旋磨或旋切消除、腔内球囊扩张、支架安置等；或运用自体血管或人造血管旁路移植术、动脉内膜剥脱术等外科手术治疗。对引起心律失常的一些病理解剖变化，可施行射频、激光、冷冻、化学等的介入消融治疗。对病变特别严重者，可进行心脏移植、心肺联合移植或人造心脏替代等治疗。

（三）病理生理的治疗

是心血管病常用的重要治疗方法。对诸如休克、心律失常、急性心力衰竭等所引起的迅速而严重的病理生理变化，只要采取紧急合理的措施，就可最大限度地纠正这种变化，挽救患者的生命。对诸如高血压、慢性心力衰竭等疾病的针对性长期治疗可达到缓解病情、延长寿命的目的。有时需要采取非药物的治疗方法，如多腔起搏、埋藏式自动心脏复律除颤器（ICD）及人工心脏起搏、机械辅助循环、心脏再同步化治疗（CRT）、心室减容术、动力性心肌成形术、心脏移植术等。

（四）心脏康复

是心血管病治疗的重要组成部分。需根据患者的心脏病变与功能状况，并结合年龄、体力、身体素质等情况，动静结合，弛张有度，可在恢复期甚至某些急性阶段即进行适当的体力活动，这对恢复心脏的功能，改善患者生存质量，促使身体机能康复是有益的。同时，应注意心理的康复，以健康心态面对疾病。

循环系统疾病研究一直受到广泛重视。从基础到临床，甚至大规模的循证医学的研究，不断改变我们有关心血管病的防治理念，也使我们需要特别重视各种防治指南的临床指导作用，不断提高防治心血管病的水平。

第十三章　心力衰竭

心力衰竭是由于任何心脏结构和功能异常导致心室充盈或射血能力受损的一组临床综合征，其主要临床表现为呼吸困难和乏力（活动耐量受限），以及液体潴留（肺淤血和外周血肿）。

第一节　慢性心力衰竭

【病因和发病机制】

（一）基本病因

1. 原发性心肌损害

①缺血性心肌损害：冠状动脉粥样硬化性心脏病心肌缺血和（或）心肌梗死是引起心力衰竭的最常见的原因之一。②心肌炎和心肌病：各种类型的心肌炎及心肌病均可导致心力衰竭，以病毒性心肌炎及原发性扩张型心肌病最常见。③心肌代谢障碍性疾病：糖尿病性心肌病最为常见。其他如维生素 B_1 缺乏及心肌淀粉样变性等。

2. 心脏负荷异常

（1）压力负荷（后负荷）过重

高血压、主动脉瓣狭窄、肺动脉高压、肺动脉瓣狭窄等造成左、右心室收缩期射血阻力增高，心室肌代偿性肥厚。持久的负荷过重，心肌必然发生结构和功能的改变而终致失代偿，心排血量下降。

（2）容量负荷（前负荷）过重

主要有3种情况：①心脏瓣膜关闭不全，血液反流，如主动脉瓣关闭不全、二尖瓣关闭不全等。②左、右心或动静脉分流性先天性心血管病，如房间隔缺损、室间隔缺损、动脉导管未闭等。③伴有全身血容量增多或循环血量增多的疾病，如长期贫血造成代偿性血容量增加、甲状腺功能亢进症等。

（3）心室前负荷不足

可见于二尖瓣狭窄、三尖瓣狭窄、限制型心肌病、心包疾病所致的急性心包填塞或慢性心包缩窄等，左心室和（或）右心室充盈不足，心排血量下降；心房扩大，体、肺循环淤血。

（二）诱发因素

有基础心脏病的患者，增加心脏负荷的因素均可诱发心力衰竭。常见的诱因如下。

1. 感染

呼吸道感染是最常见、最重要的诱因，其次为风湿热、泌尿系感染及感染性心

2. 心律失常

各种类型的快速性心律失常及严重的缓慢性心律失常均可诱发心力衰竭。其中以心房颤动最常见。

3. 血容量增加

如摄入过多钠盐，静脉输液过多、过快等。

4. 过度劳累或情绪激动

妊娠后期及分娩过程，暴怒等。

5. 药物治疗不当

如洋地黄类药物用量不足或过量，不当使用 β 受体阻滞剂、钙通道阻滞药、奎尼丁、普鲁卡因胺等药物，不恰当地停用降血压药或利尿药等。

6. 原有心脏疾病加重或并发其他疾病

如风湿性心脏病出现风湿活动，冠心病发生心肌梗死，或合并贫血、肺栓塞或甲状腺功能亢进症等。

【病理】

慢性心力衰竭的病理改变包括心脏本身的代偿性病理改变，如心肌肥厚和心腔扩大等；长期静脉压增高所引起的器官充血性病理改变；心房、心室附壁血栓、静脉血栓形成。

【病理生理】

无论在心力衰竭的代偿期和失代偿期，其病理生理改变均十分复杂，可归纳为以下几方面。

（一）血液动力学改变

根据 Frank-Starling 定律，随着心室充盈压的升高，心肌纤维牵张，一定范围内心肌收缩力增强，心排血量相应增加，心功能增强，心室充盈压的进一步增加，心室扩张，舒张末压力增高，相应的心房压、静脉压也随之升高，待后者达到一定高度时出现肺或腔静脉淤血。

（二）神经体液机制

当心排血量不足时，心房压力增高，神经、体液机制进行代偿。

1. 交感神经–肾上腺系统激活

心力衰竭患者血浆中去甲肾上腺素水平升高，作用于心肌 β_1，肾上腺受体，增强心肌收缩力，提高心率，以增加心排血量。但同时周围血管收缩，增加心脏后负荷，增加心肌耗氧量。同时去甲肾上腺素可致心肌细胞坏死并引起严重室性心律失常，参与心脏重构。交感神经–肾上腺系统过度激活还可引起 β 受体（主要为 β_1 受体）下调，可引起 β 受体刺激产生的心肌正性变力反应降低而加重心力衰竭。

2. 肾素–血管紧张素–醛固酮系统（RAAS）

心力衰竭时，肾血流量减低，RAAS 被激活，心肌收缩力增强，周围血管收缩，调节血流再分配，保证心、脑等重要脏器的血流供应。同时促进醛固酮分泌，使水、钠潴留，增加心脏前负荷，对心力衰竭起代偿作用。近年研究表明，RAAS 被激活后，血管紧张素 II（A II）及醛固酮分泌增加，促使心肌、血管平滑肌、血管内皮细胞等发生一系列变化，称为细胞和组织的重构。在心肌上 A II 通过各种途径使新的收缩蛋白合成增加；细胞外的醛固酮刺激成纤维细胞转变为胶原纤维，使胶原纤维增多，促使心肌间质纤维化。在血管中使平滑肌细胞增生，管腔变窄，同时降低血管内皮细胞分泌一氧化氮的能力，使血管舒张受影响。这些变化的长期作用将促使病情恶化。

3. 心钠肽（ANP）与脑钠肽（BNP）

ANP 主要由心房合成和分泌，具有利尿排钠、扩张血管及对抗肾上腺素、肾素和醛固酮等作用。BNP 与 ANP 生理作用相似。心力衰竭时，心房压力增高，房壁受牵张致使 ANP 与 BNP 的分泌均增加，血浆中两者水平升高，其增高程度与心力衰竭的严重程度呈正相关，故两者的血浆水平高低可作为评定心力衰竭进程与判断预后的指标。新近重组人 BNP 临床应用，即可发挥利尿、排钠、扩血管等作用，以改善心功能。

4. 血管加压素（抗利尿激素）

血管加压素由下丘脑分泌，心力衰竭时分泌增多，具有缩血管、抗利尿、增加血容量作用，但过强的作用可导致稀释性低钠血症。

5. 内皮素

内皮素是由血管内皮释放的肽类物质，具有强大的收缩血管的作用，可导致细胞肥大增生，参与心脏重构过程。心力衰竭时，血浆内皮素水平升高，并升高肺血管阻力。目前，内皮素受体拮抗剂的动物实验与临床初步应用受到关注。

（三）心肌重构

心肌重构是由心室壁增加的机械信号、α_1 或 β 受体受刺激和血管紧张素 II 受体受刺激后的化学信号及各种肽类生长因子所触发，使心肌细胞肥大、纤维细胞增殖，从而导致心肌肥厚，蛋白结构改变，心肌兴奋-收缩失调。在心肌肥厚初始阶段起到有益的代偿作用，以后因心肌肥厚不足以克服室壁应力而进行性扩大，心肌僵硬和心肌血供受损，最后发展为不可逆性心肌损害的终末阶段。

（四）心脏舒张功能不全

心脏舒张功能不全的机制，一般说来可分为两大类：一类指心脏主动舒张功能障碍，由于这一主动舒张的过程是需要能量的消耗，如冠心病有明显心肌缺血时，随着心肌的能量供应出现障碍，以致在心脏收缩功能障碍前即可出现舒张功能障碍。另一类是由于心室肌的顺应性减退及充盈障碍所致，常见于心室肥厚患者，这时左室舒张末压过高，以致肺循环表现为高压和淤血的状态，亦即心脏舒张性功能不全，而心肌的收缩功能仍在正常范围，心脏左室的射血分数亦正常，故又称为 LVEF 保留的心力衰竭。此情况既可发生于肥厚性心肌病，更常见于高血压及冠心病这类多发病，故心脏舒张功能不全越来越受到普遍的重视。

【临床表现】

临床上以左心衰竭较常见，多见于高血压性心脏病、冠状动脉粥样硬化性心脏病、二尖瓣及主动脉瓣关闭不全等。单纯右心衰竭较少见，可见于肺源性心脏病、肺动脉瓣狭窄、房间隔缺损等。右心衰竭常继发于左心衰竭后的肺动脉高压，导致全心衰竭。严重而广泛的心肌病可发生全心衰竭。

（一）左心衰竭

以肺淤血及心排血量降低表现为主。

1. 症状

（1）呼吸困难

①劳力性呼吸困难：左心衰竭最早出现的症状，因运动使回心血量增加，左心房压力升高，肺淤血加重。②端坐呼吸：肺淤血达到一定程度时，患者卧位时呼吸困难加重，被迫采取高枕、半卧或坐位以解除或减轻呼吸困难的状态。重者即使坐位仍有呼吸困难。③夜间阵发性呼吸困难：熟睡后突然憋醒，可伴阵咳，呼吸急促，咳泡沫样痰或呈哮喘状态，又称为"心源性哮喘"。轻者坐起数分钟即缓解，严重者可持续发作，甚至发展为急性肺水肿。其发生与卧位回心血量增加，膈肌上升，肺活量减少，夜间迷走神经张力增加，支气管易痉挛而影响呼吸等有关。

（2）咳嗽、咳痰、咯血

由肺泡和支气管黏膜淤血和（或）支气管黏膜下扩张的血管破裂所致，痰常呈白色浆液性泡沫样，有时痰中带血丝，重症出现大咯血。

（3）乏力、疲倦、头昏、心慌

由于心排血量减少，器官、组织灌注不足及代偿性心率加快所致。

（4）肾功能损伤

严重或长期慢性的左心衰竭可出现肾血流量明显减少，患者早期或急性期可表现为少尿；长期可引起血尿素氮、肌酐升高并伴肾功能不全的相关症状。

2. 体征

（1）肺部体征

因肺毛细血管压增高，液体渗到肺泡所致两肺底湿啰音，与体位变化有关。心源性哮喘时两肺可满布粗大湿啰音，并常伴有哮鸣音，可见单侧或双侧胸腔积液体征。

（2）心脏体征

除原有心脏病体征外，慢性左心衰竭一般有心脏扩大、心率加快、肺动脉瓣区第二心音亢进、心尖区可闻及舒张期奔马律和（或）收缩期杂音、交替脉等。

（二）右心衰竭

以体循环淤血的表现为主。

1. 内脏淤血

为右心衰竭主要症状：①胃肠道及肝脏淤血引起腹胀、食欲不振、恶心、呕吐等，是右心衰竭最常见的症状。②严重肝淤血可引起黄疸，且因肝功能异常加重消化道症状。③长期肾淤血可引起肾功能减退，表现为夜尿增多、少尿和蛋白尿。此外，亦有呼吸困难的表现，这是因为右心衰竭继发于左心衰竭而存在，也可见于因分流性先天性心脏病或肺部疾患所致的单纯性右心衰竭。

2. 体征

①心脏体征：除原有心脏病体征外，右心衰竭时若右心室显著扩大，形成功能性三尖瓣关闭不全，可有收缩期杂音。②颈静脉怒张和（或）肝颈静脉反流征阳性。③肝肿大，有压痛。④下垂部位凹陷性水肿。⑤胸水和（或）腹水。⑥紫绀。

（三）全心衰竭

左、右心力衰竭均存在，有肺淤血、心排血量降低和体循环淤血的相关症状和体征。右心衰竭时，因右心排血量减少，呼吸困难等肺淤血表现有不同程度的减轻。

【实验室及其他检查】

（一）利钠肽及肌钙蛋白检测

为心衰诊断及预后判断的重要指标，临床常用 BNP 及 NT-proBNP。未经治疗者水平正常可排除心衰诊断，治疗后水平升高则预后不良。但心脏及肺、肾多种病变均可引起利钠肽水平升高，故特异性不高。肌钙蛋白水平可明确急性冠脉综合征，为心衰强预测因子。

（二）胸部 X 线检查

心脏外形和各房室大小有助于原发性心脏病的诊断。肺淤血时，肺门及上肺血管影增强；慢性肺淤血时可见 Kerley B 线；肺泡性肺水肿时，肺门影呈蝴蝶状；肺动脉高压时，肺动脉影增宽，部分可见胸腔积液。

（三）超声心动图检查

提供心脏各心腔大小变化、心瓣膜结构，评估心脏收缩、舒张功能：①收缩功能评判是根据收缩末及舒张末的容量差判断左室射血分数（LVEF值），LVEF正常大于50%，如LVEF≤40%即可诊断为收缩性心力衰竭。②舒张功能评判通过测定二尖瓣口舒张早期及舒张晚期峰值血流速度（分别为E峰和A峰），根据E/A的比值来判断，正常人E/A比值多大于1.2，中青年则更大。如心脏舒张功能不全时，E/A比值下降。

（四）放射性核素

放射性核素心血池显影，可判断心室腔大小和心脏的收缩、舒张功能。

（五）血流动力学测定

采用漂浮导管经静脉直至肺小动脉，测定各部位的压力及血液含氧量，计算心脏指数（CI）及肺小动脉楔压（PCWP），直接反映左心功能，主要用于急性重症心力衰竭患者检测。CI正常值2.5~4 L/（min·m^2）；PCWP正常值6~12 mmHg。

【诊断】

有明确器质性心脏病的病史，结合症状、体征、实验室及其他检查可做出诊断。左心衰竭以呼吸困难，右心衰竭以颈静脉怒张、肝肿大、下垂性水肿为诊断的重要依据。

【鉴别诊断】

（一）支气管哮喘

心源性哮喘有心脏病史，多见于老年人，有心脏病症状及体征，发作时强迫端坐位，两肺湿啰音为主，可伴有干啰音，甚至咳粉红色泡沫痰；支气管哮喘多见于青少年，有过敏史，咳白色黏痰，肺部听诊两肺满布哮鸣音。测定血浆 BNP 水平对于两者的鉴别有较重要的参考价值。

（二）水肿和腹水

心包积液、缩窄性心包炎可引起颈静脉充盈，静脉压增高，肝肿大，腹水和下肢水肿，但心尖搏动弱，心音低，并有奇脉，超声心动图有助于鉴别。腹水也可由肝硬化引起，但肝硬化无颈静脉充盈和肝颈静脉反流征阳性。

【病情评估】

（一）临床分型

按照病程发展速度可分为急性和慢性心力衰竭。按照部位可分为左心、右心和全心衰竭。按照收缩及舒张功能障碍可分为收缩性心力衰竭和舒张性心力衰竭，前者临床特点为心脏扩大、收缩末期容积增加和射血分数下降；后者则因舒张期心室主动松弛能力受损和心室顺应性下降以致心室充盈受限，其特点为左室舒张末压升高，射血分数正常。

（二）NYHA 心功能分级

目前通用的是美国纽约心脏病学会（NYHA）1928 年提出的分级方法，主要是根据心脏病患者自觉的活动能力划分为 4 级。

Ⅰ级：患者有心脏病但日常活动不受限制，平时一般活动不引起疲乏、心悸、呼吸困难或心绞痛。

Ⅱ级：心脏病患者的体力活动受到轻度的限制，休息时无自觉症状，但平时一般活动下可出现疲乏、心悸、呼吸困难或心绞痛。

Ⅲ级：心脏病患者的体力活动明显受限，小于平时一般活动即可引起上述症状。

Ⅳ级：心脏病患者不能从事任何体力活动，休息状态下也可出现心力衰竭的症状，体力活动后加重。

（三）心力衰竭分期

2001 年，美国 AHA/ACC 的成人慢性心力衰竭指南上提出心力衰竭分期的概念。具体分为 4 期。

A 期：有心力衰竭的高危因素，但没有器质性心脏病或心力衰竭的症状。

B 期：有器质性心脏病，但没有心力衰竭的症状。

C 期：有器质性心脏病且目前或以往有心力衰竭症状。

D 期：需要特殊干预治疗的难治性心力衰竭。

（四）简便心功能评估

6 分钟步行试验，此法安全、易行。要求患者在平直走廊里尽可能快地行走，测定 6 分钟步行距离，如 6 分钟步行距离 < 150 m，示重度心功能不全；150~450 m，示中度心功能不全；>450 m，示轻度心功能不全。

（五）预后

慢性心衰主要的预后不良的判断指标包括 LVEF 减低，NYHA 分级恶化，低钠血症，运动峰值氧摄入量减低，血细胞比容降低，12 导联心电图 QRS 波增宽，慢性低血压，静息状态下心动过速，肾功能不全，不能耐受常规治疗及反复出现容量负荷过重。住院期间 BNP 或 NT-proBNP 显著升高可能是心衰患者再住院和死亡增加的预测因素。目前认为，BNP 不能替代对心衰患者的仔细评估。

【治疗】

（一）治疗原则和目的

心衰必须采取长期的综合治疗，消除病因，调节慢性心力衰竭的代偿机制，抑制神经体液因子过度激活，减少心肌细胞凋亡。除缓解症状外，还应达到以下目的：提高运动耐量，改善生活质量；防止或延缓心肌重构的发生，进一步减轻心肌损害；降低病死率。

（二）一般治疗

1. 基本病因的治疗

对明确病因采取针对性措施，如积极控制高血压；药物、介人及手术治疗改善冠状动脉粥样硬化性心脏病心肌缺血；慢性瓣膜病的瓣膜修补及瓣膜置换术等；积极控制感染，特别是呼吸道感染；及时治疗心律失常，尤其是心房颤动伴快速心室率等；纠正贫血及电解质紊乱等。

2. 日常管理

控制体力活动，避免精神刺激；长期卧床者适量运动；控制钠盐摄入，减轻水肿。

（三）收缩性心力衰竭的药物治疗

1. 利尿剂

最常用的治疗慢性心力衰竭的药物使体内潴留的钠盐和水分排出，减轻周围和内脏水肿，减少血容量，减轻心脏前负荷。使用原则为：①慢性心力衰竭患者应长期维持，病情控制后则按最小有效剂量使用，如氢氯噻嗪 12.5~25 mg，每天或隔天 1 次。②轻症心力衰竭可口服噻嗪类，但氢氯噻嗪 100 mg/d 已达最大效应，对中度、重度心力衰竭多用袢利尿剂或联合使用。③排钾利尿剂与保钾剂合用或注意补钾。④肾功能不全者用袢利尿剂。⑤注意电解质紊乱。⑥利尿剂常与血管紧张素转化酶抑制剂（ACEI）和 β 受体阻滞剂联合应用，不能单独使用，ACEI 有较强的保钾作用。

2. 血管紧张素转化酶抑制剂（ACEI）

①扩张血管。②抑制肾素-血管紧张素-醛固酮系统（RAAS）。③抑制交感神经兴奋性。④改善心肌及血管的重构。其不良反应少，主要为刺激性咳嗽、低血压及胃肠道反应。提倡在心脏尚处于代偿期而无明 S 症状时就开始给予 ACEI，可降低心力衰竭患者代偿性神经-体液的不利影响，限制心肌、小血管的重构，达到维护心肌的功能。

临床应用 ACEI 须从小剂量开始，逐渐递增，至长期维持并终生用药。各种 ACEI 对心力衰竭患者的治疗反应无明显差别，均可选用。如卡托普利 6.25~25 mg，每天 2 次；贝那普利，1/3 经过肝脏排泄，早期肾功损害者较适用，用量为 5~10 mg，每天 1 次；培哚普利，半衰期长，用量 2~4mg，每天 1 次。对以往应用有严重不良反应者，如血管性水肿、无尿、肾衰竭和妊娠者应禁用，而收缩压低于 80 mmHg、血清肌酐高于 265 μmol//L、血钾高于 5.5 mmol/L 和双侧肾动脉狭窄者应慎用。

3. 血管紧张素Ⅱ受体拮抗剂（ARB）

如氯沙坦、缬沙坦等，其长期疗效尚待评估。ARB 使用建议：①在心力衰竭治疗中，ARB 没有显示出优于 ACEI 的作用，能用 ACEI 者不必用 ARB 代替。②ARB 适用于因血管性水肿或顽固性咳嗽而不能耐受 ACEI 的患者，但 ARB 同样可以引起低血压、肾功能恶化和高血钾等。③正在使用 ACEI 和

β受体阻滞剂的患者不建议加用ARB。

4. 醛固酮拮抗剂

螺内酯小剂量（20 mg，每天1~2次）对抑制心血管的重构、改善慢性心力衰竭的远期预后有很好的作用。建议近期或当前在休息时仍有心力衰竭症状者（NYHA心功能Ⅳ），使用地高辛、利尿剂、ACEI和β受体阻滞剂后仍不能缓解者可加用小剂量螺内酯。应注意血钾水平的监测。对血清肌酐升高、肾功能不全，或高钾血症慎用或禁用，对正在使用胰岛素治疗的糖尿病患者亦不宜应用。

5. β受体阻滞剂

对抗交感神经激活，改善心力衰竭。用于扩张型心肌病及缺血性心脏病所致的心力衰竭有良好的效果，长期应用可改善血流动力学，促进β受体密度上调，从而使心功能得以改善，患者不仅可以耐受此类药物，而且能明显提高运动耐量，减少复发和降低死亡率，特别是猝死的发生。

β受体阻滞剂适应于所有心功能不全且病情稳定的患者，除非有明确的禁忌证或不能耐受。由于其确有负性肌力作用，应用时需十分谨慎，应在心力衰竭情况稳定已无体液潴留之后，从小剂量开始，逐渐增加剂量，并严密观察不良反应，如低血压、心功能恶化、缓慢性心律失常等。常用药物为美托洛尔12.5 mg/d，卡维地洛6.25 mg/d，比索洛尔1.25mg/d，逐步增量，适量长期维持症状改善常在用药后2~3个月才出现。禁忌证为支气管痉挛性疾病、血压过低、心动过缓、二度及二度以上房室传导阻滞。

6. 洋地黄类

（1）主要作用

①通过对心肌细胞膜上的Na^+-K^+-ATP酶的抑制，使细胞内Na^+浓度升高，K^+浓度降低，Na^+与Ca^{2+}进行交换，使细胞内Ca^{2+}增多，从而增强心肌收缩力，起正性肌力作用。②直接或兴奋迷走神经间接降低窦房结自律性，减

慢心率，减慢房室传导，缩短心肌细胞的复极过程，使周围血管收缩，并能抑制肾小管对钠的重吸收，产生直接利尿作用。大剂量时可提高心房、交界区及心室的自律性；当血钾过低时，更易发生各种快速性心律失常。

（2）适应证

适用于中、重度收缩性心力衰竭，快速房颤等。现常在使用利尿剂、AC-KI 和 β 受体阻滞剂等治疗过程中仍有心力衰竭症状者，可加用地高辛。

（3）禁忌证

①洋地黄中毒。②预激综合征合并房颤。③二度及三度房室传导阻滞。④病态窦房结综合征。⑤单纯舒张性心力衰竭如肥厚型心肌病，因增加心肌收缩力可能使原有的血流动力学障碍加重。

（4）慎用证

①单纯重度二尖瓣狭窄伴窦性心律失常出现急性肺水肿者。②急性心肌梗死 24 小时内出现心力衰竭者。③肺源性心脏病伴急性呼吸衰竭者。

（5）常用制剂的选用

①地高辛：目前多用维持量法，即每天 0.25 mg，约经 5 个半衰期即 6~8 天可达到稳态治疗血浓度，适用于中度心力衰竭的治疗。对 70 岁以上或肾功能不良的患者宜减量。②毛花苷丙（西地兰）：注射后 10 分钟起效，1~2 小时达高峰，每次 0.2~0.4 mg，稀释后静脉注射，24 小时总量 0.8~1.2 mg，适用于急性心力衰竭或慢性心力衰竭加重时，特别适用于心力衰竭伴快速房颤者。③毒毛花苷 K：注射后 10 分钟起效，1~2 小时达高峰，每次 0.25 mg，稀释后静脉注射，24 小时总量 0.5~0.75 mg，适用于急性心力衰竭或慢性心力衰竭加重时。

（6）影响疗效的因素

早产儿、新生儿、老年人、严重心肌病损和重度心力衰竭、低血钾、低血镁、高血钙、肾功能不全等情况，对洋地黄类较敏感，易中毒，要特别谨慎，用量宜小。地高辛与有些药物，如维拉帕米、普罗帕酮、胺碘酮等合用时，血清浓度升高，宜将地高辛减量应用，并监测其血清浓度。制酸剂可减弱地高辛的作用，应分开口服。

（7）洋地黄中毒的反应

①消化道反应：食欲减退、恶心、呕吐等。②神经系统反应：可出现头痛、失眠，严重者可出现意识障碍。③视觉症状：可出现视力模糊、黄视、绿视、盲点等。④心律失常：常见室性期前收缩，多为二联律、三联律或多形性者，非阵发性交界区心动过速，房性期前收缩，房性阵发性心动过速，房颤、室性心动过速，也可有缓慢性心律失常，如窦房传导阻滞、窦性停搏等。

（8）洋地黄中毒的处理

应立即停药，一般停药数天后常自行消失。严重的心律失常必须予以积极处理，以免危及生命。快速性心律失常者如血钾正常则可用利多卡因或苯妥英钠，如血钾浓度低则可静脉补钾。电复律易致心室颤动，故一般禁用。

7. 环磷酸腺苷（cAMβ）依赖性正性肌力药

主要有 β 受体激动剂和磷酸二酯酶抑制剂。

（1）β 受体激动剂

短期静脉应用于慢性心力衰竭加重时：①多巴胺是去甲肾上腺素的前体，宜用小剂量 [2~5 μg/（kg·min）]，若用大剂量 [6~10 μg/（kg·min）]，则可使外周血管明显收缩，增加后负荷，对心力衰竭不利。②多巴酚丁胺是多巴胺的衍生物，增加心率和收缩外周血管作用较弱，因而优于多巴胺，常用剂量与多巴胺相同。

（2）磷酸二酯酶抑制剂

抑制磷酸二酯酶活性，使细胞内的 cAMP 浓度升高，促进 Ca^{2+} 内流增加，心肌收缩力增强。临床应用的制剂有米力农，用量为 0.75 mg/kg，稀释后静脉注射，继以 0.5 μg/（kg·min）静脉滴注 4 小时。长期应用可能使死亡率升高，故对慢性心力衰竭患者不主张长期或间歇静脉滴注此类正性肌力药。磷酸二酯酶抑制剂仅限短期应用于心脏手术后心肌抑制所致的急性收缩性心力衰竭、难治性心力衰竭及心脏移植前的终末期心力衰竭患者。

（四）舒张性心力衰竭的治疗

典型的舒张性心力衰竭者见于肥厚性心肌病变，但多见于高血压和冠心病，并常伴有收缩性心力衰竭，治疗措施有：①病因治疗，并尽量维持窦性心律，保持房室顺序传导，以保证心室舒张期充分的容量。②β受体阻滞剂，主要是减慢心室率，使基础心率维持在 60～70 次/分，以延长心室舒张期，与前述收缩性心力衰竭应用的目的不同。③ACEI，主要用于高血压心脏病和冠心病，通过降低血压等以改善心肌与小血管的重构，达到改善心脏舒张功能的目的。④钙通道阻滞药，可通过降低心肌细胞内钙浓度，改善心肌主动舒张功能，宜选用非二氢吡啶类钙通道阻滞药，兼具降低心率的作用。主要用于肥厚型心肌病。⑤对肺淤血症状较明显者，可适量应用静脉扩张剂（硝酸盐制剂）或利尿剂降低前负荷，但不宜过度。⑥在无收缩功能障碍的情况下，禁用正性肌力药物。

（四）"难治性心力衰竭"的治疗

1. 积极寻找并纠正潜在的原因

如风湿活动、感染性心内膜炎、贫血、甲状腺功能亢进症、电解质紊乱、洋地黄过量、反复发生的小面积的肺栓塞及其他疾病（如肿瘤）等。

2. 调整心力衰竭用药

强效利尿剂、血管扩张剂、正性肌力药物等联合应用。但即使是严重心力衰竭的患者，也不主张长期给予静脉输液治疗。

3. 减少血容量

可血液超滤，减少血容量。

4. 心脏起搏治疗

对非缺血性心肌病、LVEF≤35%、窦性心律、长期药物治疗心功能Ⅲ级或非卧床Ⅳ级、心脏收缩不同步（QRS 间期>0.12 秒）可应用心脏再同步治疗，即通过心脏起搏治疗可使心室除极更快速同步、房室收缩顺序更优化和心脏有更多时间舒张以改善心肌灌注。

5. 心脏移植

对不可逆心力衰竭者可考虑心脏移植。

【预防】

（一）消除病因

对病因明确的患者，如感染性心内膜炎和心包炎及时应用抗生素治疗，贫血性心脏病患者寻找病因纠正贫血，及时治疗甲状腺疾病可减少甲状腺疾病性心脏病的发生，有效防治 COPD 可减少慢性肺源性心脏病的发生。原有心脏病经手术治疗根治，可预防心力衰竭的发生。此外，积极寻找并去除诱发因素。

（二）药物预防

①一级预防：未发生心力衰竭者，给予适当药物防止心力衰竭发生。②二级预防：对已发生心力衰竭者，可选用 ACEI、β 受体阻滞剂等以改善心功能及心力衰竭的预后。

第二节　　急性心力衰竭

急性心力衰竭是指由于急性心脏病变引起心排血量显著、急骤降低，导致组织器官灌注不足和急性淤血的综合征。临床上以急性左心衰竭较常见，主要表现为急性肺水肿，重者伴心源性休克；急性右心衰竭较少见，可发生于急性右室心肌梗死及大面积肺栓塞等。

【病因和发病机制】

任何心脏解剖或功能的突发异常，使心排血量急剧而显著地降低和肺静脉压突然升高，均可发生急性左心衰竭。常见的病因有：①急性弥漫性心肌损害，如急性心肌炎、广泛性前壁心肌梗死等，②急性的机械性阻塞，如严重的瓣膜狭窄、心室流出道梗阻、心房内球瓣样血栓或黏液瘤嵌顿二尖瓣口、肺动脉总干或大分支栓塞等。③心脏容量负荷突然加重急性心肌梗死或感染性心内膜炎引起的瓣膜穿孔、腱索断裂所致的瓣膜性急性反流，室间隔破裂穿孔而使心室容量负荷突然剧增另外，有输液、输血过多或过快等。④急剧的心脏后负荷增加，如高血压性心脏病血压急剧升高。⑤严重的心律失常，如快速性心律失常。

本病主要的病理生理基础为心脏收缩力突然严重减弱，心排血量急剧减少，或左室瓣膜性急性反流，左室舒张末压（LVEDP）迅速升高，肺静脉回流受阻。肺静脉压快速升高，肺毛细血管压随之升高，使血管内液体渗入到肺间质和肺泡内，形成急性肺水肿。

【临床表现】

（一）症状

急性左心衰竭发病急骤，主要表现为急性肺水肿，突发严重呼吸困难，呼吸频率为 30~40 次/分，强迫端坐位、频繁咳嗽、咳粉红色泡沫样痰、面色灰白、发绀、大汗、烦躁。极重者可因脑缺氧而神志模糊。

（二）体征

急性肺水肿早期可因交感神经激活，血压一过性升高。随着病情的持续，血管反应减弱，血压下降。听诊两肺满布湿啰音和哮鸣音，心率增快，心尖区第一心音减弱，可有舒张早期奔马律，肺动脉瓣区第二心音亢进急性肺水肿如不能及时纠正，可出现心源性休克或窒息。

必要时可监测心脏指数（CI）及肺小动脉毛细血管楔压（PCWP），以指导治疗。

【诊断】

根据典型症状与体征做出急性心力衰竭的诊断。

【鉴别诊断】

急性呼吸困难应与支气管哮喘鉴别。与肺水肿并存的心源性休克鉴别，因有急性肺水肿的特征，而有别于其他原因的休克。

【病情评估】

急性心力衰竭的严重度分级可采用 Killip 分级。

Ⅰ级：有 AHF。

Ⅱ级：AHF，表现为肺部中下肺野湿啰音，心脏奔马律，胸片可见肺淤血。

Ⅲ级：严重 AHF，表现为严重肺水肿，满肺湿啰音。

Ⅳ级：伴有心源性休克。

【治疗】

急性左心衰竭是急危重症，应积极迅速抢救。治疗措施包括：

（一）保持正确体位

患者取坐位，双腿下垂，减少静脉回流。

（二）吸氧

立即用鼻导管高流量给氧，流量 4～6 L/min。氧气可通过加人适量 50%～75%乙醇的湿化瓶或使用有机硅消泡剂，使泡沫的表面张力降低而破裂，改善肺泡通气。对病情特别严重者（尤其伴呼吸性碱中毒）给予面罩加压给氧，使肺泡内压在吸气时增加，加强气体交换，也可对抗组织液向肺泡内渗透。

（三）镇静

吗啡 3～10 mg 静脉注射或肌肉注射，可迅速扩张外周静脉及小动脉，减轻心脏的前、后负荷。还可镇静，使呼吸深度减小，频率减慢，从而改善通气和换气。必要时每隔15分钟重复1次，共2～3次。年老体弱者减量。由于有抑制呼吸等不良反应，伴有颅内出血、意识障碍、慢性肺部疾病时禁用。

（四）快速利尿

呋塞米 20～40 mg 静脉注射，于 2 分钟内推完，10 分钟内起效，可持续

3~4 小时，4 小时后可重复 1 次。呋塞米除有利尿作用外，还有扩张静脉的作用，有利于肺水肿的缓解。

（五）扩张血管

血管扩张剂能降低心室负荷，从而缓解肺淤血。但应小心控制药物剂量和速度，合适的剂量应使平均动脉血压降低 10 mmHg 左右，需防止血压过度下降。收缩压降低至 90~100 mmHg 以下应减量或停用。常用的种类有硝酸酯类（硝酸甘油、单硝酸异山梨酯）、硝普钠、乌拉地尔及冻干重组人脑钠肽（rhBNP）。①硝普钠：扩张动、静脉，静脉注射后 2~5 分钟起效，一般剂量 12.5~25 μg/min 静脉滴注，根据血压调整用量，维持量 50~100μg/min。因其含有氰化物，用药时间不宜连续超过 24 小时。②硝酸甘油：扩张小静脉，降低回心血量，使 LVEDP 和肺毛细血管压降低。先以 10 μg/min 开始，每 10 分钟调整 1 次，每次增加 5~ 10 μg，以血压达到上述水平为宜。本药的耐受量个体差异很大。③rhBNP：属于内源性激素物质，与人体内产生的 BNP 相同。该药虽归类于血管扩张剂，但实际上兼具多重作用，如促进钠排泄，有一定的利尿作用，还可抑制肾素-血管紧张素-醛固酮系统等，因而可改善急性心衰患者的临床和血流动力学状态，国外同类药名称为奈西立肽。首先以 1.5 μg/kg 静脉冲击后，以 0.0075~0.01 μg/（kg·min）的速度连续静脉滴注。常见不良反应为低血压，其他可见头痛、恶心、血清肌酐升高等。

（六）洋地黄类药物

选用毛花苷丙（西地兰），最适于房颤伴快速心室率，并已知有心室扩大伴左室收缩功能不全者。首剂 0.2~0.4 mg 静脉注射，2 小时后可酌情再给 0.2~0.4 mg。

（七）氨茶碱

氨茶碱 0.25 g 稀释后静脉注射，10 分钟推完，继以 0.5 mg/（kg · h）维持。12 小时后减至 0. 1 mg/（kg · h）。本药可扩张支气管，有一定的正性肌力及扩血管利尿作用。

（八）其他正性肌力药

必要时酌情选用多巴胺、多巴酚丁胺、米力农、左西孟旦等。左西孟旦是一种钙增敏剂，通过结合于心肌细胞上的肌钙蛋白 C 促进心肌收缩；也能介导 ATP 敏感钾通道，发挥血管扩张和轻度抑制磷酸二酯酶的作用。急性心衰患者应用该药可增加心排量，降低肺毛细血管楔嵌压等。

（九）机械辅助治疗

对极危重患者，必要时可采用主动脉内球囊反搏和临时心肺辅助系统。

（十）其他

四肢轮流三肢结扎法，可减少静脉回心血量，结扎压力大小在收缩压和舒张压间，以阻断静脉回流而不影响肢体远端灌注。

急性症状缓解后，应针对诱因及基本病因进行治疗。

第十四章　常见心律失常

第一节　心律失常概述

心律失常是指心脏冲动的频率、节律、起源部位、传导速度或激动的次序的异常。心律失常可发生在正常人，但多见于器质性心脏病患者，严重的心律失常必须及时处理，以免危及生命。

【分类】

按照其发生原理，心律失常可分为冲动形成异常和冲动传导异常两大类。

（一）冲动形成异常

1. 窦房结心律失常

①窦性心动过速。②窦性心动过缓。③窦性心律不齐。④窦性停搏。

2. 异位心律

（1）被动性异位心律：①逸搏（房性、房室交界区性、室性）。②逸搏心律（房性、房室交界区性、室性）。

（2）主动性异位心律：①期前收缩（房性、房室交界区性、室性）。②阵发性心动过速（房性、房室交界区性、室性）。③心房扑动、心房颤动。④心室扑动、心室颤动。

（二）冲动传导异常

1. 生理性

生理性干扰及房室分离。

2. 病理性

①窦房传导阻滞。②房内传导阻滞。③房室传导阻滞。④室内传导阻滞（左、右束支及左束支分支传导阻滞）。

3. 房室间传导途径异常预激综合征。

临床中结合上述分类，按照心律失常发生时心率的快慢，可又将其分为快速性心律失常与缓慢性心律失常两大类。

【发生机制】

（一）心脏冲动形成异常

1. 窦性冲动异常

正常人在安静状态下，窦房结有规律地发出 60~100 次/分的冲动，产生正常窦性心律。当窦房结自律性异常增高、减低或不规则时，即可分别产生窦性心动过速、窦性心动过缓或窦性心律不齐等心律失常。

2. 异位冲动异常

具有自律性的心肌细胞或病态的工作心肌细胞（心房肌和心室肌）在病理状态下，具有异常自律性，且自律性绝对或相对地超过了窦房结时，它们会发出异位冲动，取而代之地控制心脏的活动。产生期前收缩、异位性心动过速或逸搏、逸搏心律等心律失常。

（二）触发性冲动异常

触发活动是由一次正常的动作电位所触发的后除极并触发一次新的动作电位而产生持续性快速性心律失常。

（二）心脏冲动传导异常

正常心脏冲动自窦房结发出后，按照一定顺序和速度传导，如传导顺序和速度发生异常，即产生相应的心律失常。

1. 折返激动

当冲动从某处循一条径路传出后，又从另一条径路返回原处，使该处再次发生激动的现象称为折返激动，是快速性心律失常的重要发生机制。形成折返的条件是，心脏两个或多个部位的传导性与不应期各不相同，相互连接形成一个闭合环。其中一条通道发生单向传导阻滞；另一通道传导缓慢，使原先发生阻滞的通道有足够时间恢复兴奋性。原先阻滞的通道再次激动，从而完成一次折返激动。冲动在环内反复循环，产生持续性快速性心律失常。

2. 传导阻滞

当激动抵达部位的心肌细胞仍处于绝对不应期或有效不应期，此时不能兴奋或不能发生可扩播性兴奋，即发生完全性传导阻滞；如若抵达部位心肌细胞处于相对不应期，此时速度变慢，即发生传导延缓和不完全性传导阻滞。传导阻滞发生于病理性延长的不应期时，称为病理性传导阻滞；发生于生理性不应期时，称为生理性传导阻滞或干扰现象。

【诊断】

(一) 病史

详细追问患者发作时有无低血压、昏厥、抽搐、心绞痛或心力衰竭等表现，发作时心率、节律，发作起止与持续时间，以及既往发作的诱因、频率和治疗经过，有助于判断心律失常的性质。

(二) 体格检查

应着重于判断心律失常的性质及心律失常对血流动力状态的影响。听诊心音及颈动脉窦按摩有助于做出心律失常的初步鉴别诊断。发作间歇期体检应着重于有无高血压、冠心病、心脏瓣膜病、心肌病、心肌炎等器质性心脏病的证据。

(三) 辅助检查

1. 心电图

发作时的心电图记录是确诊心律失常的重要依据。

2. 动态心电图

通过连续心电图记录可能已录到全部时间内（多为 24 小时）心律失常的发作、自主神经系统对自发心律失常的影响、自觉症状与心律失常的关系，并评估治疗效果。

3. 运动试验

可在心律失常发作间歇时诱发心律失常，因而有助于间歇发作心律失常的诊断但正常人进行运动试验亦可发生室性早搏。运动试验对心律失常的诊断不如动态心电图敏感。

4. 有创性电生理检查

用程序控制的电刺激方法判断窦房结和房室传导功能，显示房室活动间关系，确定心律失常性质及其起源部位。有创性电生理检查已被公认为大多数快速性心律失常诊断的金标准，适用于心电图不能肯定其临床意义的任何心律失常。

【病情评估】

（一）血流动力学状态

心律失常急性期控制，应以血流动力学状态来决定处理原则。血流动力学不稳定时，如不及时处理，会继续恶化，甚至危及生命。血流动力学状态不稳定的异位快速心律失常应尽早采用电复律终止，对于严重的缓慢性心律失常要尽快采用临时起搏治疗血流动力学相对稳定者，可根据心电图的特点、结合病史及体检进行诊断及鉴别诊断，选择相应的治疗措施。

（二）基础疾病和诱因

基础疾病和心功能状态与心律失常的发生发展密切相关，伴有严重心力衰竭、急性心肌梗死所致的恶性心律失常，随着心功能的好转或血运重建，心律失常也随之控制。某些诱因也可直接导致心律失常，如低血钾、酸碱平衡紊乱、甲状腺功能亢进等，纠正诱因后，心律失常多可得到控制。

三、预后

心律失常的预后与其病因、诱因、演变趋势和是否导致严重血流动力障碍有关。发生丁无器质性心脏病基础上的心律失常包括期前收缩、室上性心动过速和心房颤动，大多预后良好；但低血钾、QT 延长综合征患者如发生室性期前收缩，易演变为多形性室性心动过速或心室颤动，预后不佳。

第二节　期前收缩

期前收缩也称早搏、期外收缩或额外收缩，是指起源于窦房结以外的异位起搏点提前发出的激动。是一种提早的异位心搏，是临床上最常见的心律失常。按照起源部位可分为房性、房室交界性和室性 3 种。期前收缩按照发生机制可分为自律性增高、触发激动和折返激动，目前认为折返激动是期前收缩发生的主要原因。

【病因】

（一）生理情况

正常人在某些生理情况下可发生期前收缩，如情绪激动、精神紧张、疲劳、过度吸烟、饮酒或浓茶等均可引起发作。心脏神经官能症更易发生。

（二）器质性疾病

器质性心脏病常易发生期前收缩，如冠心病、高血压性心脏病、心脏瓣膜病、心肌病、心肌炎等。亦可见于非心源性疾病，如甲状腺功能亢进症、败血症等。

（三）药物中毒

洋地黄类药物、氯仿、酒石酸锑钾、普鲁卡因胺、奎尼丁、三环类抗抑郁药等。

（四）电、化学及机械刺激

炎症、缺血、缺氧、麻醉、心导管检查、外科手术和左室假腱索等。

（五）电解质紊乱

常可诱发期前收缩，尤其是低血钾、低血镁、酸中毒等。

【临床表现】

（一）症状

期前收缩可无症状，亦可有心悸，表现为短暂心搏停止的漏搏感。期前收缩频繁者可以出现头晕、乏力、胸闷，甚至晕厥等症状。

（二）体征

听诊时，发现节律不齐，有提前出现的心脏搏动，其后有较长的停搏间歇。期前收缩发生越早，心室的充盈量和搏出量越少，桡动脉搏动也相应减弱，甚至完全不能扪及。

【心电图检查】

（一）房性期前收缩

起源于心房并提前出现的期前收缩。心电图表现为：①提前出现的 P′波与窦性 P 波形态各异；P′R≥0.12 秒。②提前出现的 QRS 波群形态通常正常，有时亦可出现宽阔畸形的 QRS 波群，称为室内差异性传导。有时 P′波发生过早，P′波后无 QRS 波，称房早未下传。③代偿间歇常不完全。

（二）房室交界区性期前收缩

房室交界区性期前收缩简称交界性期前收缩，其冲动起源于房室交界区，可前向和逆向传导，分别产生提前发生的 QRS 波群与逆行 P 波；逆行 P 波可位于 QRS 波群之前（PR 间期<0.12 秒）、之中或之后（RP 间期<0.20 秒）；QRS 波群形态正常，当发生室内差异性传导，QRS 波群形态可有变化。交界性期前收缩通常无须治疗。

（三）室性期前收缩

由希氏束分叉以下的异位起搏点提前激动产生的期前收缩。心电图特点为：①提前发生的宽大畸形的 QRS 波群，时限通常≥0.12 秒，T 波方向多与QRS 波群的主波方向相反。②提前出现的 QRS 波群前无 P 波或无相关的 P波。③完全性代偿间歇。起源于房室交界区并提前出现的期前收缩。提前的异位激动可前传激动心室和逆传激动心房（P波）。心电图特点为：①提前出现的 QRS-T 波群，形态与窦性相同，部分可伴室内差异性传导而呈宽大畸形。②逆行 P波可出现在 QRS 波群之前（P'R 间期<0.12 秒）、之后（RP间期<0.2 秒），也可埋藏在 QRS 波群之中。③完全性代偿间歇。

【诊断】

心悸等不适症状可提示期前收缩的诊断线索。体检时心脏听诊大多容易诊断。心电图检查是明确期前收缩诊断的重要依据，并能进一步确定期前收缩的类型。

【治疗】

应参考有无器质性心脏病，是否影响心排血量及发展为严重心律失常的可能性而决定治疗原则。

（一）房性期前收缩

1. 无器质性心脏病者

一般无须治疗，症状显著者可使用 β 受体阻滞剂等。

2. 伴有器质性心脏病者

应针对原发病治疗。

3. 可诱发室上性心动过速或心房颤动者

可选用 β 受体阻滞剂、普罗帕酮、胺碘酮或维拉帕米等。

（二）房室交界区性期前收缩

主要进行病因治疗和去除诱因，一般无须应用抗心律失常药物。

（三）室性期前收缩

1. 无器质性心脏病者

①如无明显症状则不需药物治疗，应避免劳累、精神过度紧张和焦虑，戒烟戒酒，不饮浓茶和咖啡等，鼓励适当的活动。②如无效则应药物治疗，包括镇静剂、抗心律失常药物等，β 受体阻滞剂为首选。

2. 器质性心脏病者

①应加强病因治疗及去除诱因，纠正酸碱平衡及离子紊乱，注意补钾、补镁等。②对复杂室性期前收缩者可酌情选用 β 受体阻滞剂或胺碘酮等，尽量减少恶性室性期前收缩的数量，并应注意抗心律失常药物的致心律失常作用。③对有严重器质性心脏病的患者，如急性心肌梗死应早期应用 β 受体阻滞剂，减少致命性心律失常的发生，不主张预防性应用利多卡因。

第三节 阵发性心动过速

阵发性心动过速是临床上常见的快速心律失常。其临床特点是突然发作，突然停止，每次发作可持续数秒、数分、数小时，甚至数天。心率多在160~220次/分。由于发作时异位节律点起源不同，可分为房性心动过速、交界区性心动过速及室性心动过速。房性和交界区性心动过速常因 P′波不易辨认，因而统称为室上性心动过速。房性心动过速房性心动过速根据发生机制可分为自律性房性心动过速、折返性房性心动过速与紊乱性房性心动过速。

【病因病机】

（一）自律性房性心动过速（AAT）

其发生是由于心房异位起搏点自发性 4 相舒张期除极速率加快所致。多见于器质性心脏病患者，如冠心病、肺心病、心肌病、风心病等。也见于慢性阻塞性肺疾病、洋地黄中毒和急性酒精中毒等。

（二）折返性房性心动过速（IART）

本型较为少见，由于心房肌不应期和传导速度的不同，形成房内折返所致。大部分见于器质性心脏病和心脏病手术后患者，折返发生于手术瘢痕、解剖缺陷的邻近部位。

（三）紊乱性房性心动过速（CAT）

又称为多源性房性心动过速，一般认为其发生与触发机制有关，多见于老年男性，常见病因为慢性阻塞性肺疾病、心力衰竭、低钾血症及某些药物应用过量（如氨茶碱）等。

【临床表现】

房性心动过速症状不仅与基础疾病相关，还与其发作的方式、持续时间和心室率有关。房性心动过速的发作可呈短暂、间歇或持续性。发作时间短暂，患者大多无明显症状，持续性发作的患者可出现胸痛、心悸、头晕、乏力和气短，甚至晕厥等症状。听诊心律可不恒定，第一心音强度变化。少数患者因心率长期增快，可引起心脏增大，出现心力衰竭，类似扩张型心肌病，称为心动过速性心肌病。

【心电图检查】

（一）自律性房性心动过速

①房性波频率100~200次/分。②P′波形态与窦性P波不同，取决于异位兴奋灶的部位。③P′R间期≥0.12秒。④QRS形态及时限多与窦性相同；⑤心电生理检查时，房性期前刺激不能诱发或终止AAT。

（二）折返性房性心动过速

①房性P′波频率130~150次/分，偶可高达180次/分，较为规则。②P′波形态与窦性P波不同，与房内折返途径相关。③P′R间期≥0.12秒，发生房室传导阻滞时不能终止发作。④QRS形态及时限多与窦性相同。⑤心电生理检查时，房性期前刺激可诱发和终止ART。

（三）紊乱性房性心动过速

①房性P′波频率100~130次/分。②有3种或3种以上形态不同的P′波，且P′波之间可见等电位线。③P′P′、P′R、RR间距不规则，部分P′波不能下传心室。④心电生理检查时，房性期前刺激不能诱发或终止CAT。

【治疗】

（一）自律性房性心动过速的治疗

1. 洋地黄中毒所致

①立即停用洋地黄。②如出现低钾血症，首选氯化钾口服或静脉滴注氯化钾，同时进行心电图监测。③已有高血钾或不能应用氯化钾者，可选用利多卡因、β受体阻滞剂。

2. 非洋地黄中毒所致

①积极寻找病因，针对病因治疗。②洋地黄、β受体阻滞剂、钙通道阻滞药可用于减慢心室率。③如未能转复窦性心律，可加用 Ia、Ic 或 Ⅲ 类抗心律失常药。④少数持续快速自律性房性心动过速药物治疗无效时，亦可考虑射频消融。

（二）折返性房性心动过速的治疗

可参照自律性房性心动过速的治疗。

（三）紊乱性房性心动过速的治疗

积极治疗原发疾患。可选用维拉帕米、胺碘酮、β受体阻滞剂。补充钾盐和镁盐可有效抑制心动过速的发作。此型不宜应用电复律和导管消融终止。

第四节　心房扑动与颤动

心房扑动（简称房扑）和心房颤动（简称房颤）在病因和发病机制上密切相关，且可互相转化。房颤是成人最常见的心律失常之一，临床上较房扑多见。二者都有引起心房内血栓形成与血栓性栓塞并发症的潜在危险，是脑卒中的常见原因之一。

【病因】

阵发性房扑可发生于无器质性疾病患者，持续性房扑常见于冠心病、高血压性心脏病、风湿性心脏病和甲亢性心脏病等，亦可见于心包炎、心肌病、肺源性心脏病、先天性心脏病及酒精中毒等患者。房颤其病因与房扑相似，多见于器质性心脏疾患，部分患者无明确病因，称为孤立性房颤或特发性房颤。

【临床表现】

房扑和房颤的症状与基础疾病情况、心室率快慢和心房收缩对心室充盈量的影响程度有关。少数患者可无症状，大多发作时有心悸感，伴原有症状加重，如气促、乏力、心绞痛发作、运动耐量减少、心力衰竭甚至肺水肿等。

房扑体格检查时可见快速的颈静脉搏动，其频率常为心室率的倍数，房扑的心室率可规则或不规则。

典型的房颤体征为：心律绝对不规则、第一心音强弱不等、脉搏短绌如果房颤患者心室律突然变得规整，应考虑以下可能性：①恢复窦性心律。②转变为房性心动过速。③转变为房扑（固定的房室传导比率）。④发生房室结折返性心动过速或室性心动过速。如心室律变得慢而规则（30～60次/分），提示可能出现完全性房室传导阻滞，最常见原因为洋地黄中毒。

【心电图检查】

（一）房扑的心电图特点

①P波消失，代之以连续的形态、波幅、间隔规则的锯齿状F波，扑动

波之间常无等电位线，频率通常在 250~350 次/分。②心室律可规则或不规则。③QRS 波群形态多正常，当出现室内差异性传导或原先合并有束支传导阻滞时，QRS 波群增宽，形态异常。

（二）房颤的心电图特点

①P 波消失，仅见心房电活动呈振幅不等、形态不一、间隔绝对不规则的 f 波，频率为 350~600 次/分。②QRS 波群形态和振幅略有差异，RR 间期绝对不等。③QRS 波群形态通常正常，当心室率过快，发生室内差异性传导时，QRS 波群增宽变形。如房颤伴三度或完全性房室传导阻滞时，可见逸搏心律。

【治疗】

（一）原发疾病的治疗

针对基础疾病，如冠心病、高血压性心脏病、风湿性心脏病、心肌病等进行治疗。即使不能治愈病因，解除血流动力学异常也很关键。

（二）房扑的治疗

1. 直流电复律

如果房扑患者有严重的血流动力学障碍或心力衰竭时，应立即给予同步直流电复律，所需能量相对较低，但少数患者在恢复窦性心律即刻有发生血栓栓塞的可能。

2. 食管或心腔内心房快速起搏

食管调搏或右心房导管快速心房起搏在大多数患者中可有效终止房扑，恢复窦性心律或转变为伴有较慢心室率的心房颤动，改善临床症状。

3. 药物治疗

可选用胺碘酮、洋地黄类、钙通道阻滞药或 β 受体阻滞剂减慢房扑时的心室率，若心房扑动持续存在，可试用 Ia、Ic 类抗心律失常药物以恢复窦性心律和预防复发。

4. 射频消融

通过导管射频消融阻断三尖瓣环和下腔静脉之间的峡部，造成双向阻滞，对于治疗典型房扑十分有效。

(三) 房颤的治疗

1. 治疗目标

寻找与纠正诱因和病因；终止房颤，恢复窦律；控制心室率；预防房颤复发；预防血栓栓塞并发症。

2. 基本原则

在对病因、诱因治疗的基础上，根据患者个体情况选择控制心室率和 (或) 复律治疗，以及必要时给予抗凝治疗。如无紧急复律的指征，可先控制心室率，去除病因，然后再酌情进行复律。对持续数周且有临床症状的房颤患者，首先应抗凝和控制心室率，再进行恢复窦性心律的治疗。

3. 非药物治疗

(1) 电复律

采用同步直流电复律，原理是瞬间内给予心脏以强大电能使心房肌细胞在短时间内同时除极，消除颤动波，从而重建窦性心律。电复律成功后血流动力学明显改善，心脏射血分数明显增加，患者临床症状缓解及生活质量提高。择期电复律的适应证为：①房颤病史小于 1 年。②应用抗心律失常药物但心室率控制不佳者，左心房内径≤45mm，心胸比例< 0.55。③风湿性心脏

瓣膜病二尖瓣狭窄矫正术后仍为房颤者。④甲亢症状已控制的房颤。⑤冠心病、高血压引起的房颤。以下房颤患者禁用于电复律：伴有高度房室传导阻滞；房颤前有病态窦房结综合征；有外周动脉栓塞史或怀疑心房内血栓未接受足够的抗凝治疗者；心胸比例>0.55，左心房内径>50mm者；或房颤病程超过5年者。

（2）射频消融治疗（RFCA）

主要应用于经抗心律失常药物治疗无效，或有明显症状的阵发性房颤患者及心室率不易控制的持续性房颤患者。经导管消融治疗房颤的主要术式是环肺静脉消融术和节段性肺静脉消融术。

（四）药物治疗原则

1. 药物复律

对病情稳定的房颤患者，优先选择药物复律。有器质性心脏病、心功能不全者，首选胺碘酮。无器质性心脏病者，首选普罗帕酮或氟卡尼。

2. 控制心室率

控制房颤时的心室率可减轻症状和改善血流动力学，也可预防心动过速性心肌病。对于所有房颤患者都需要适当控制心室率。心室率控制目标为：静息心室率为60~80次/分，中等程度运动时心室率为90~115次/分。常用药物β受体阻滞剂、非二氢吡啶类钙通道阻滞药、胺碘酮、洋地黄类药物。

3. 预防栓塞事件

除非为孤立性房颤或存在禁忌，所有房颤患者均应进行抗凝治疗。因为许多房颤患者未来会发生严重的致残性脑卒中或血栓栓塞，应根据患者的危险分层来确定抗凝策略。对于低危患者，常用药物有阿司匹林100mg，每天口服1次。对于高危患者，宜选用华法林治疗，应将凝血酶原时间国际标准化比值（INR）维持在2~3之间。新型口服抗凝药物治疗过程中无须常规监测凝血功能，更便于患者长期治疗。新型抗凝药物的代表包括直接凝血酶抑制剂达比加群酯及直接 X a 因子抑制剂利伐沙班与阿哌沙班。2010 年，欧洲房颤指南在 $CHADS_2$ 评分的基础上提出了新的房颤患者脑卒中风险分级方法，即 CHA_2DS_2-VASc 评分系统，该评分越高，其罹患脑卒中的可能性越大。

（五）不同类型房颤的处理

对不同类型的房颤患者，应根据患者病情和房颤持续时间选择治疗方法。持续性房颤患者可选择性地进行复律治疗。

1. 初发房颤

患者首次出现房颤，房颤多在 1~2 天内自行转复为窦性心律因此，对无器质性心脏病且临床症状轻的患者，应给予对症治疗，症状严重者可考虑药物复律。

2. 阵发性房颤

房颤持续时间一般<48 小时，多为自限性，但易反复发作，多推荐应用药物复律。应控制心室率和必要时抗凝治疗。

3. 持续性房颤

房颤持续时间>48 小时，需要控制心室率，必要时抗凝。一般不能自行复律，药物复律的成功率较低，常需电复律。

4. 永久性房颤

复律失败或单纯应用药物不能维持窦性心律，常需要控制心室率和必要的抗凝治疗。

第五节　房室传导阻滞

房室传导阻滞是指冲动从心房传导至心室的过程中异常延迟，传导被部分阻断或完全阻断。其阻滞程度可分为一度（时间延迟）、二度（部分冲动传导中断）和三度（全部冲动传导中断）。房室传导阻滞的部位可以是房室结、希氏束或左右束支。

【病因】

本病大多见于器质性疾病，常见原因有各种心肌炎性病变、急性心肌缺血或坏死性病变、药物作用、电解质紊乱、传导系统或心肌退行性改变。偶可见于正常人，与迷走神经张力增高有关。

【临床表现】

除基础疾病相关表现外，一度房室传导阻滞无明显症状，听诊第一心音可略减弱；二度房室传导阻滞可有心脏停顿或心悸感，听诊可有心音脱漏，心室率缓慢时可有头晕、乏力、易疲倦、活动后气促；三度房室传导阻滞症状较明显，除上述症状外，其特异性体征是心室率缓慢且规则，并伴有第一心音强弱不等，心房、心室几乎同时收缩时，可闻及响亮而清晰的"大炮音"，当心室停搏较长时间，可出现晕厥、抽搐和发绀，甚至导致死亡。

【心电图检查】

（一）一度房室传导阻滞

PR 间期大于 0.2 秒，每个 P 波后均有 QRS 波。一般 PR 间期超过按年龄和心率矫正的 PR 间期上限为延长；或前后两次测定结果比较，心率相同时的 PR 间期延长 ≥0.04 秒。

（二）二度房室传导阻滞

1. 莫氏Ⅰ型

又称文氏阻滞。其心电图特征为：①PR 间期依次逐渐延长，直至一个 P 波后脱漏 QRS 波，其后的 PR 间期重新回到初始的时限，然后再次逐渐延长，这种周而复始的现象称为文氏现象。②相邻 RR 间期进行性缩短，直至 P 波不能下传心室，发生心室脱漏。③包含 P 波在内的 RR 间期小于正常窦性 PP 间期的两倍。

2. 莫氏Ⅱ型

P 波规则出现，QRS 波群周期性脱落，PR 间期固定，长 RR 间期等于短 RR 间期的两倍或整数倍。房室传导比例可固定，如 3∶1 或 3∶2；也可不定，如 3∶2 到 5∶4 等。下传的 QRS 波可正常或宽大畸形。

（二）三度房室传导阻滞

心电图特征为：①全部 P 波不能下传，心室 PP 与 RR 间隔各有其固定的规律，P 波和 QRS 波没有固定关系。②心房率>心室率。③心室率慢而规则，心室起搏点如在房室束分叉以上，心室率 40~60 次/分，QRS 波群正常；如在房室束分叉以下（室内传导系统的远端），心室率常在 40 次/分以下，QRS 波群增宽。

【治疗】

（一）病因治疗

积极治疗原发病，如手术纠正先天性心脏病，洋地黄中毒引起的房室传导阻滞应立即停药。

(二) 药物治疗

常用的药物有阿托品、沙丁胺醇、异丙肾上腺素、氨茶碱等。当快速心律失常发作时，应慎用洋地黄、胺碘酮。心房扑动或心房颤动发作时不宜进行电复律。

(三) 人工起搏治疗

如心室率低于 40 次/分、QRS 波群宽大畸形，甚至出现心搏暂停、生命体征不稳或阿托品治疗效果不佳时，应考虑采用心脏起搏。传导阻滞导致血液动力学障碍，引起有症状的心动过缓且病因不可逆者，应给予永久性起搏治疗。

第十五章 高血压

第一节 原发性高血压

高血压是以体循环动脉压升高为主要临床表现的心血管综合征，可分为原发性高血压和继发性高血压。原发性高血压，又称高血压病，是心脑血管疾病最重要的危险因素，常与其他心血管危险因素共存，可损伤重要脏器，如心、脑、肾的结构和功能，最终导致这些器官的功能衰竭。

【血压分类和定义】

人群中血压呈连续性正态分布，正常血压和高血压的划分无明确界线，高血压的标准是根据临床及流行病学资料界定的。目前，我国采用的血压分类和标准见表15-1。高血压定义为未使用降压药物的情况下诊室收缩压≥140mmHg和（或）舒张压≥90mmHg。根据血压升高水平，进一步将高血压分为1~3级。

表15-1 血压水平分类和定义 （单位：mmHg）

分类	收缩压		舒张压
正常血压	<120	和	<80
正常高值血压	120~139	和（或）	80~89

分类	收缩压		舒张压
高血压	≥140	和（或）	≥90
1 级高血压（轻度）	140~159	和（或）	90~99
2 级高血压（中度）	160~179	和（或）	100~109
3 级高血压（重度）	≥180	和（或）	≥110
单纯收缩期高血压	≥140	和	<90

注：当收缩压和舒张压分属于不同分级时，以较高的级别作为标准。以上标准适用于任何年龄的成年男性和女性

2017 年，美国心脏病学会等 11 个学会提出了新的高血压诊断（≥130/80mmHg）和治疗目标值（<130/80mmHg），这对高血压的早防早治具有积极意义。我国应积累与分析更多的证据和研究，进一步确定我国高血压诊断标准和治疗目标值。

【流行病学】

高血压患病率和发病率在不同国家、地区或种族之间有差别，工业化国家较发展中国家高，美国黑种人约为白种人的 2 倍。高血压患病率、发病率及血压水平随年龄增长而升高。高血压在老年人较为常见，尤以单纯收缩期高血压为多。

我国高血压患病率和流行存在地区、城乡和民族差别，随年龄增长而升高。北方高于南方，华北和东北属于高发区；沿海高于内地；城市高于农村；高原少数民族地区患病率较高。男、女性高血压总体患病率差别不大，青年期男性略高于女性，中年后女性稍高于男性。

【病因和发病机制】

原发性高血压的病因为多因素，尤其是遗传和环境因素交互作用的结果。但是遗传与环境因素具体通过何种途径升高血压尚不明确。基础和临床研究表明，高血压不是一种同质性疾病，不同个体间病因和发病机制不尽相同；其次，高血压病程较长，进展一般较缓慢，不同阶段始动、维持和加速机制不同，各种发病机制间也存在交互作用。因此，高血压是多因素、多环节、多阶段和个体差异性较大的疾病。

（一）与高血压发病有关的因素

1. 遗传因素

高血压具有明显的家族聚集性。父母均有高血压，子女发病概率高达46%。约60%高血压病人有高血压家族史。高血压的遗传可能存在主要基因显性遗传和多基因关联遗传两种方式。在遗传表型上，不仅高血压发生率体现遗传性，而且在血压水平、并发症发生以及其他有关因素如肥胖等也有遗传性。近年来有关高血压的基因研究报道很多，但尚无突破性进展。关于高血压的基因定位，在全世界进行的20多个高血压全基因组扫描研究中，共有30多个可能有关的染色体区段。

2. 环境因素

（1）饮食：不同地区人群血压水平和高血压患病率与钠盐平均摄入量显著正相关，但同一地区人群中个体间血压水平与摄盐量并不相关，摄盐过多导致血压升高主要见于对盐敏感人群。钾摄入量与血压呈负相关。高蛋白质摄入属于升压因素。饮食中饱和脂肪酸或饱和脂肪酸/多不饱和脂肪酸比值较高也属于升压因素。饮酒量与血压水平线性相关，尤其与收缩压相关性更强。

（2）精神应激：城市脑力劳动者高血压患病率超过体力劳动者，从事精神紧张度高的职业者发生高血压的可能性较大，长期生活在噪声环境中听力敏感性减退者患高血压也较多。此类高血压病人经休息后症状和血压可获得一定改善。

（3）吸烟：吸烟可使交感神经末梢释放去甲肾上腺素增加而使血压增高，同时可以通过氧化应激损害一氧化氮（NO）介导的血管舒张，引起血压增高。

3. 其他因素

（1）体重：体重增加是血压升高的重要危险因素。肥胖的类型与高血压发生关系密切，腹型肥胖者容易发生高血压。

（2）药物：服避孕药妇女血压升高发生率及程度与服药时间长短有关。口服避孕药引起的高血压一般为轻度，并且可逆转，在终止服药后 3~6 个月血压常恢复正常。其他如麻黄碱、肾上腺皮质激素、非留体类抗炎药（NSAIDs）、甘草等也可使血压增高。

（3）睡眠呼吸暂停低通气综合征（sleep apnea hypopnea syndrome, SAHS）：SAHS 是指睡眠期间反复发作性呼吸暂停。有中枢性和阻塞性之分。SAHS 病人 50% 有高血压，血压升高程度与 SAHS 病程和严重程度有关。

（二）高血压的发病机制

1. 神经机制

各种原因使大脑皮质下神经中枢功能发生变化，各种神经递质浓度与活性异常，包括去甲肾上腺素、肾上腺素、多巴胺、神经肽 Y、5-羟色胺、血管升压素、脑啡肽、脑钠肽和中枢肾素-血管紧张素系统，最终使交感神经系统活性亢进，血浆儿茶酚胺浓度升高，阻力小动脉收缩增强而导致血压增高。

2. 肾脏机制

各种原因引起肾性水、钠潴留，增加心排血量，通过全身血流自身调节使外周血管阻力和血压升高，启动压力-利尿钠（pressure-natriuresis）机制再将潴留的水、钠排泄出去。也可能通过排钠激素分泌释放增加，例如内源性类洋地黄物质，在排泄水、钠的同时使外周血管阻力增高而使血压增高。这个学说的理论意义在于将血压升高作为维持体内水、钠平衡的一种代偿方式。现代高盐饮食的生活方式加上遗传性或获得性肾脏排钠能力的下降是许多高血压病人的基本病理生理异常。有较多因素可引起肾性水、钠潴留，例如亢进的交感活性使肾血管阻力增加；肾小球有微小结构病变；肾脏排钠激素（前列腺素、激肽酶、肾髓质素）分泌减少，肾外排钠激素（内源性类洋地黄物质、心房肽）分泌异常，或者潴钠激素（18-羟去氧皮质酮、醛固酮）释放增多。低出生体重儿也可以通过肾脏机制导致高血压。

3. 激素机制

肾素-血管紧张素-醛固酮系统（RAAS）激活。经典的 RAAS 包括：肾小球入球动脉的球旁细胞分泌肾素，激活从肝脏产生的血管紧张素原（AGT），生成血管紧张素 I（ATI），然后经肺循环的转换酶（ACE）生成血管紧张素 II（AT II）。AT II 是 RAAS 的主要效应物质，作用于血管紧张素 II 受体 1（AT$_1$），使小动脉平滑肌收缩，刺激肾上腺皮质球状带分泌醛固酮，通过交感神经末梢突触前膜的正反馈使去甲肾上腺素分泌增加，这些作用均可使血压升高。近年来发现很多组织，例如血管壁、心脏、中枢神经、肾脏及肾上腺，也有 RAAS 各种组成成分。组织 RAAS 对心脏、血管的功能和结构所起的作用，可能在高血压发生和维持中有更大影响。另有研究表明 AT I 和 AT II 可以通过多条途径产生血管紧张素 1~7（A1~7），A1~7 通过与 G 蛋白偶联的 MAS 受体发挥扩血管以及抑制血管平滑肌细胞增殖作用，使人们更全面理解 RAAS 的心血管作用。

4. 血管机制

大动脉和小动脉结构与功能的变化，也就是血管重构在高血压发病中发挥着重要作用。覆盖在血管壁内表面的内皮细胞能生成、激活和释放各种血管活性物质，例如一氧化氮（NO）、前列环素（PGI_2）、内皮素（ET-1）、内皮依赖性血管收缩因子（EDCF）等，调节心血管功能。年龄增长以及各种心血管危险因素，例如血脂异常、血糖升高、吸烟、高同型半胱氨酸血症等，导致血管内皮细胞功能异常，使氧自由基产生增加，NO 灭活增强，血管炎症、氧化应激反应等影响动脉的弹性功能和结构。由于大动脉弹性减退，脉搏波传导速度增快，反射波抵达中心大动脉的时相从舒张期提前到收缩期，出现收缩期延迟压力波峰，可以导致收缩压升高，舒张压降低，脉压增大。阻力小动脉结构（血管数目稀少或壁/腔比值增加）和功能（弹性减退和阻力增大）改变，影响外周压力反射点的位置或反射波强度，也对脉压增大起重要作用。

5. 胰岛素抵抗

胰岛素抵抗（insulin resistance，IR）是指必须以高于正常的血胰岛素释放水平来维持正常的糖耐量，表示机体组织对胰岛素处理葡萄糖的能力减退。约 50%原发性高血压病人存在不同程度的 IR，在肥胖、血甘油三酯升高、高血压及糖耐量减退同时并存的四联症病人中最为明显。近年来认为 IR 是 2 型糖尿病和高血压发生的共同病理生理基础，但 IR 是如何导致血压升高，尚未获得肯定解释。多数认为是 IR 造成继发性高胰岛素血症引起的，继发性高胰岛素血症使肾脏水钠重吸收增强，交感神经系统活性亢进，动脉弹性减退，从而使血压升高。在一定意义上，胰岛素抵抗所致交感活性亢进使机体产热增加，是对肥胖的一种负反馈调节，这种调节以血压升高和血脂代谢障碍为代价。

（三）我国人群高血压的特点

高钠、低钾膳食是我国大多数高血压病人发病的主要危险因素之一。我国大部分地区人均每天盐摄入量 12～15g 或以上。在盐与血压的国际协作研究（INTERMAP）中，反映膳食钠/钾量的 24 小时尿钠/钾比值，我国人群在 6 以上，而西方人群仅为 2～3。超重和肥胖将成为我国高血压患病率增长的又一重要危险因素。在高血压与心血管风险方面，我国人群监测数据显示，心脑血管死亡占总死亡人数的 40% 以上，其中高血压是首位危险因素，且高血压的致病风险高于欧美国家人群，尤其是同样程度的血压升高也更易导致脑卒中的发生。更多研究表明我国人群叶酸普遍缺乏，导致血浆同型半胱氨酸水平增高，与高血压发病呈正相关，尤其增加高血压引起脑卒中的风险。这既反映出中国心脑血管疾病的发病特点，也证明中国高血压病人补充叶酸减少脑卒中以及其他动脉粥样硬化性疾病具有重要价值，对于制订更有效的减少我国人群心血管风险的防治策略有重要意义。

【病理生理和病理】

从血流动力学角度，血压主要决定于心排血量和体循环周围血管阻力，平均动脉血压（MBP）= 心排血量（CO）× 总外周血管阻力（PR）。随年龄增长常可呈现不同血流动力学特征：

（1）对于年轻高血压病人而言，血流动力学主要改变为心排血量增加和主动脉硬化，体现了交感神经系统的过度激活，一般发生于男性。

（2）对于中年（30～50 岁）高血压病人而言，主要表现为舒张压增高，伴或不伴收缩压增高。单纯舒张期高血压常见于中年男性，伴随体重增加。血流动力学的主要特点为周围血管阻力增加而心排血量正常。

（3）对于老年高血压病人而言，单纯收缩期高血压是最常见的类型。流行病学显示人群收缩压随年龄增长而增高，而舒张压增长至 55 岁后逐渐下降。脉压的增加提示中心动脉的硬化以及周围动脉回波速度的增快导致收缩压增加。单纯收缩期高血压常见于老年人和妇女，也是舒张性心力衰竭的主要危险因素之一。

　　心脏和血管是高血压损害的主要靶器官，早期可无明显病理改变。长期高血压引起的心脏改变主要是左心室肥厚和扩大。而全身小动脉病变则主要是壁/腔比值增加和管腔内径缩小，导致重要靶器官如心、脑、肾组织缺血。长期高血压及伴随的危险因素可促进动脉粥样硬化的形成及发展。目前认为血管内皮功能障碍是高血压最早期和最重要的血管损害。

　　（一）心脏

　　长期压力负荷增高，儿茶酚胺与 AT Ⅱ 等都可刺激心肌细胞肥大和间质纤维化引起左心室肥厚和扩张，称为高血压性心脏病。左心室肥厚可以使冠状动脉血流储下降，特别是在耗氧量增加时，导致心内膜下心肌缺血。高血压性心脏病常可合并冠状动脉粥样硬化和微血管病变。

　　（二）脑

　　长期高血压使脑血管发生缺血与变性，形成微动脉瘤，一旦破裂可发生脑出血。高血压促使脑动脉粥样硬化，粥样斑块破裂可并发脑血栓形成。脑小动脉闭塞性病变，引起针尖样小范围梗死病灶，称为腔隙性脑梗死。高血压的脑血管病变部位，特别容易发生在大脑中动脉的豆纹动脉、基底动脉的旁正中动脉和小脑齿状核动脉。这些血管直接来自压力较高的大动脉，血管细长而且垂直穿透，容易形成微动脉瘤或闭塞性病变。因此脑卒中通常累及壳核、丘脑、尾状核、内囊等部位。

　　（三）肾脏

　　长期持续高血压使肾小球内囊压力升高，肾小球纤维化、萎缩，肾动脉硬化，导致肾实质缺血和肾单位不断减少。慢性肾衰竭是长期高血压的严重后果之一，尤其在合并糖尿病时。恶性高血压时，入球小动脉及小叶间动脉发生增殖性内膜炎及纤维素样坏死，可在短期内出现肾衰竭。

（四）视网膜

视网膜小动脉早期发生痉挛，随着病程进展出现硬化。血压急骤升高可引起视网膜渗出和出血。眼底检查有助于对高血压严重程度的了解，目前采用 Keith-Wagener 眼底分级法：Ⅰ级：视网膜动脉变细、反光增强；Ⅱ级：视网膜动脉狭窄、动静脉交叉压迫；Ⅲ级：在上述病变基础上有眼底出血及棉絮状渗出；Ⅳ级：上述基础上又出现视盘水肿。

【临床表现及并发症】

（一）症状

大多数起病缓慢，缺乏特殊临床表现，导致诊断延迟，仅在测量血压时或发生心、脑、肾等并发症时才被发现。常见症状有头晕、头痛、颈项板紧、疲劳、心悸等，也可出现视物模糊、鼻出血等较重症状，典型的高血压头痛在血压下降后即可消失。高血压病人可以同时合并其他原因的头痛，往往与血压水平无关，例如精神焦虑性头痛、偏头痛、青光眼等。如果突然发生严重头晕与眩晕，要注意可能是脑血管病或者降压过度、直立性低血压。高血压病人还可以出现受累器官的症状，如胸闷、气短、心绞痛、多尿等。另外，有些症状可能是降压药的不良反应所致。

（二）体征

高血压体征一般较少。周围血管搏动、血管杂音、心脏杂音等是重点检查的项目。应重视的是颈部、背部两侧肋脊角、上腹部脐两侧、腰部肋脊处的血管杂音，较常见。心脏听诊可有主动脉瓣区第二心音亢进、收缩期杂音或收缩早期喀喇音。

有些体征常提示继发性高血压可能，例如腰部肿块提示多囊肾或嗜铬细胞瘤；股动脉搏动延迟出现或缺如，下肢血压明显低于上肢，提示主动脉缩窄；向心性肥胖、紫纹与多毛，提示皮质醇增多症。

【实验室检查】

（一）基本项目

血液生化（钠、钾、空腹血糖、总胆固醇、甘油三酯、高密度脂蛋白胆固醇、低密度脂蛋白胆固醇和尿酸、肌酐）；全血细胞计数、血红蛋白和血细胞比容；尿液分析（蛋白、糖和尿沉渣镜检）；心电图。

（二）推荐项目

24 小时动态血压监测、超声心动图、颈动脉超声、餐后 2 小时血糖、血同型半胱氨酸、尿白蛋白定量、尿蛋白定量、眼底、胸部 X 线检查、脉搏波传导速度以及踝臂血压指数等。

动态血压监测（ambulatory blood pressure monitoring，ABPM）是由仪器自动定时测量血压，每隔 15~30 分钟自动测压，连续 24 小时或更长时间。正常人血压呈明显的昼夜节律，表现为双峰一谷，在上午 6~10 时及下午 4~8 时各有一高峰，而夜间血压明显降低。目前认为动态血压的正常参考范围为：24 小时平均血压<130/80mmHg，白天血压均值<135/85mmHg，夜间血压均值<120/70mmHg。动态血压监测可诊断白大衣高血压，发现隐蔽性高血压，检查是否存在顽固性高血压，评估血压升高程度、短时变异和昼夜节律以及治疗效果等。

（三）选择项目

对怀疑为继发性高血压病人，根据需要可以分别选择以下检查项目：血浆肾素活性、血和尿醛固酮、血和尿皮质醇、血肾上腺素及去甲肾上腺素、血和尿儿茶酚胺、动脉造影、肾和肾上腺超声、CT 或 MRI、睡眠呼吸监测等。对有并发症的高血压病人，进行相应的心、脑和肾检查。

【诊断与鉴别诊断】

高血压诊断主要根据诊室测量的血压值，采用经核准的汞柱式或电子血压计，测量安静休息坐位时上臂肱动脉部位血压，一般需非同日测量三次血压值收缩压均≥140mmHg 和（或）舒张压均≥90mmHg 可诊断高血压。病人既往有高血压史，正在使用降压药物，血压虽然正常，也诊断为高血压。也可参考家庭自测血压收缩压 W35mmHg 和（或）舒张压>85mmHg 和 24 小时动态血压收缩压平均值>130mmHg 和（或）舒张压≥80mmHg，白天收缩压平均值≥135mmHg 和（或）舒张压平均值≥85mmHg，夜间收缩压平均值≥120mmHg 和（或）舒张压平均值≥70mmHg 进一步评估血压。一般来说，左、右上臂的血压相差<1. 33～2. 66kPa（10～20mmHg）。如果左、右上臂血压相差较大，要考虑一侧锁骨下动脉及远端有阻塞性病变。如疑似直立性低血压的病人还应测量平卧位和站立位血压。是否血压升高，不能仅凭 1 次或 2 次诊室血压测量值，需要经过一段时间的随访，进一步观察血压变化和总体水平。对于高血压病人准确诊断和长期管理，除诊室血压外，更要充分利用家庭自测血压和动态血压的方法，全面评估血压状态，从而能更有效地控制高血压。

根据 WHO 减少汞污染的倡议，于 2020 年全面废除汞柱式血压计的使用，电子血压计将是未来主要的血压测量工具。随着科学技术的发展，血压测量的准确性和便捷性将进一步改进，现在血压的远程监测和无创每搏血压的测量已初步应用于临床。

【危险评估和预后】

高血压病人的预后不仅与血压水平有关，而且与是否合并其他心血管危险因素以及靶器官损害程度有关。因此从指导治疗和判断预后的角度，应对高血压病人进行心血管危险分层，将高血压病人分为低危、中危、高危和很高危。具体危险分层标准根据血压升高水平（1、2、3级）、其他心血管危险因素、糖尿病、靶器官损害以及并发症情况，见表15-2。

表15-2　高血压病人心血管危险分层标准

其他危险因素和病史	高血压		
	1级	2级	3级
无	低危	中危	高危
1~2个其他危险因素	中危	中危	很高危
≥3个其他危险因素或靶器官损害	高危	高危	很高危
临床并发症或合并糖尿病	很高危	很高危	很高危

【治疗】

（一）目的与原则

原发性高血压目前尚无根治方法。临床证据表明收缩压下降10~20mmHg或舒张压下降5~6mmHg，3~5年内脑卒中、冠心病与心脑血管病死亡率事件分别减少38%、16%与20%，心力衰竭减少50%以上，高危病人获益更为明显。降压治疗的最终目的是减少高血压病人心、脑血管病的发生率和死亡率。高血压治疗原则如下：

1. 治疗性生活方式干预

适用于所有高血压病人。①减轻体重：将BMI尽可能控制在<24kg/m²；体重降低对改善胰岛素抵抗、糖尿病、血脂异常和左心室肥厚均有益；②减

少钠盐摄入：膳食中约80%钠盐来自烹调用盐和各种腌制品，所以应减少烹调用盐，每人每日食盐量以不超过6g为宜；③补充钾盐：每日吃新鲜蔬菜和水果；④减少脂肪摄入：减少食用油摄入，少吃或不吃肥肉和动物内脏；⑤戒烟限酒；⑥增加运动：运动有利于减轻体重和改善胰岛素抵抗，提高心血管调节适应能力，稳定血压水平；⑦减轻精神压力，保持心态平衡；⑧必要时补充叶酸制剂。

2. 降压药物治疗对象

①高血压2级或以上病人；②高血压合并糖尿病，或者已经有心、脑、肾靶器官损害或并发症病人；③凡血压持续升高，改善生活方式后血压仍未获得有效控制者。高危和很高危病人必须使用降压药物强化治疗。

3. 血压控制目标值

目前一般主张血压控制目标值应<140/90mmHg。糖尿病、慢性肾脏病、心力衰竭或病情稳定的冠心病合并高血压病人，血压控制目标值<130/80mmHg。对于老年收缩期高血压病人，收缩压控制于150mmHg以下，如果能够耐受可降至140mmHg以下。应尽早将血压降低到上述目标血压水平，但并非越快越好。大多数高血压病人，应根据病情在数周至数个月内将血压逐渐降至目标水平。年轻、病程较短的高血压病人，可较快达标。但老年人、病程较长或已有靶器官损害或并发症的病人，降压速度宜适度缓慢。

4. 多重心血管危险因素协同控制

各种心血管危险因素之间存在关联，大部分高血压病人合并其他心血管危险因素。降压治疗后尽管血压控制在正常范围，其他危险因素依然对预后产生重要影响，因此降压治疗应同时兼顾其他心血管危险因素控制。降压治疗方案除了必须有效控制血压，还应兼顾对血糖、血脂、尿酸和同型半胱氨酸等多重危险因素的控制。

（二）降压药物治疗

1. 降压药物应用基本原则

使用降压药物应遵循以下 4 项原则，即小剂量开始，优先选择长效制剂，联合用药及个体化。

（1）小剂量

初始治疗时通常应采用较小的有效治疗剂量，根据需要逐步增加剂量。

（2）优先选择长效制剂

尽可能使用每天给药 1 次而有持续 24 小时降压作用的长效药物，从而有效控制夜间血压与晨峰血压，更有效预防心脑血管并发症。如使用中、短效制剂，则需给药每天 2~3 次，以达到平稳控制血压的目的。

（3）联合用药

可增加降压效果又不增加不良反应，在低剂量单药治疗效果不满意时，可以采用两种或两种以上降压药物联合治疗。事实上，2 级以上高血压为达到目标血压常需联合治疗。对血压 ≥ 160/100mmHg 或高于目标血压 20/10mmHg 或高危及以上病人，起始即可采用小剂量两种药物联合治疗或用固定复方制剂。单片固定复方制剂普遍使用有利于提高血压达标率。简单、有效而且性价比高的药物使用方案，有利于基层高血压的管理。

（4）个体化

根据病人具体情况、药物有效性和耐受性，兼顾病人经济条件及个人意愿，选择适合病人的降压药物。

2. 降压药物种类

目前常用降压药物可归纳为五大类，即利尿剂、β 受体拮抗剂、钙通道阻滞剂（CCB）、血管紧张素转换酶抑制剂（ACEI）和血管紧张 Ⅱ 受体拮抗剂（ARB）。

3. 各类降压药物作用特点

（1）利尿剂

有噻嗪类、袢利尿剂和保钾利尿剂三类。噻嗪类使用最多，常用的有氢氯噻嗪。降压作用主要通过排钠，减少细胞外容量，降低外周血管阻力。降压起效较平稳、缓慢，持续时间相对较长，作用持久。适用于轻、中度高血压，对单纯收缩期高血压、盐敏感性高血压、合并肥胖或糖尿病、更年期女性、合并心力衰竭和老年人高血压有较强降压效应。利尿剂可增强其他降压药的疗效。主要不良反应是低钾血症和影响血脂、血糖、血尿酸代谢，往往发生在大剂量时，因此推荐使用小剂量。其他还包括乏力、尿量增多等，痛风病人禁用。保钾利尿剂可引起高血钾，不宜与 ACEI、ARB 合用，肾功能不全者慎用。袢利尿剂主要用于合并肾功能不全的高血压病人。

（2）β 受体拮抗剂

有选择性（β_1）、非选择性（β_1 与 β_2）和兼有 α 受体拮抗三类。该类药物可通过抑制中枢和周围 RAAS，抑制心肌收缩力和减慢心率而发挥降压作用。降压起效较强而且迅速，不同 β 受体拮抗剂降压作用持续时间不同。适用于不同程度高血压病人，尤其是心率较快的中、青年病人或合并心绞痛和慢性心力衰竭者，对老年高血压疗效相对较差。各种 β 受体拮抗剂的药理学和药代动力学情况相差较大，临床上治疗高血压宜使用选择性 β_1 受体拮抗剂或者兼有 α 受体拮抗作用的 β 受体拮抗剂，达到能有效减慢心率的较高剂量。β 受体拮抗剂不仅降低静息血压，而且能抑制体力应激和运动状态下血压急剧升高。使用的主要障碍是心动过缓和一些影响生活质量的不良反应，较高剂量治疗时突然停药可导致撤药综合征。虽然糖尿病不是使用 β 受体拮抗剂的禁忌证，但它增加胰岛素抵抗，还可能掩盖和延长低血糖反应，使用时应注意。不良反应主要有心动过缓、乏力、四肢发冷。β 受体拮抗剂对心肌收缩力、窦房结及房室结功能均有抑制作用，并可增加气道阻力。急性心力衰竭、病态窦房结综合征、房室传导阻滞病人禁用。

（3）钙通道阻滞剂

根据药物核心分子结构和作用于 L 型钙通道不同的亚单位，钙通道阻滞剂分为二氢吡啶类和非二氢吡啶类，前者以硝苯地平为代表，后者有维拉帕米。根据药物作用持续时间，钙通道阻滞剂又可分为短效和长效。长效包括长半衰期药物，例如氨氯地平、左旋氨氯地平；脂溶性膜控型药物，例如拉西地平和乐卡地平；缓释或控释制剂，例如非洛地平缓释片、硝苯地平控释片。降压作用主要通过阻滞电压依赖 L 型钙通道减少细胞外钙离子进入血管平滑肌细胞内，减弱兴奋-收缩偶联，降低阻力血管的收缩反应。钙通道阻滞剂还能减轻 AT II 和 α_1 肾上腺素能受体的缩血管效应，减少肾小管钠重吸收。钙通道阻滞剂降压起效迅速，降压疗效和幅度相对较强，疗效的个体差异性较小，与其他类型降压药物联合治疗能明显增强降压作用。钙通道阻滞剂对血脂、血糖等无明显影响，服药依从性较好。相对于其他降压药物，钙通道阻滞剂还具有以下优势：对老年病人有较好降压疗效；高钠摄入和非甾体类抗炎药物不影响降压疗效；对嗜酒病人也有显著降压作用；可用于合并糖尿病、冠心病或外周血管病病人；长期治疗还具有抗动脉粥样硬化作用。主要缺点是开始治疗时有反射性交感活性增强，引起心率增快、面部潮红、头痛、下肢水肿等，尤其使用短效制剂时。非二氢吡啶类抑制心肌收缩和传导功能，不宜在心力衰竭、窦房结功能低下或心脏传导阻滞病人中应用。

（4）血管紧张素转换酶抑制剂

降压作用主要通过抑制循环和组织 ACE，使 AT II 生成减少，同时抑制激肽酶使缓激肽降解减少。降压起效缓慢，3~4 周时达最大作用，限制钠盐摄入或联合使用利尿剂可使起效迅速和作用增强。ACEI 具有改善胰岛素抵抗和减少尿蛋白作用，对肥胖、糖尿病和心脏、肾脏靶器官受损的高血压病人具有较好的疗效，特别适用于伴有心力衰竭、心肌梗死、房颤、蛋白尿、糖耐量减退或糖尿病肾病的高血压病人。不良反应主要是刺激性干咳和血管性水肿。干咳发生率为10%～20%，可能与体内缓激肽增多有关，停用后可消失。高钾血症、妊娠妇女和双侧肾动脉狭窄病人禁用。血肌酐超过3mg/dl的病人使用时需谨慎，应定期监测血肌酐及血钾水平。

（5）血管紧张素Ⅱ受体拮抗剂

降压作用主要通过阻滞组织AT Ⅱ受体亚型 AT_1，更充分有效地阻断AT Ⅱ的血管收缩、水钠潴留与重构作用。近年来的研究表明，阻滞 AT_1 负反馈引起 A Ⅱ增加，可激活另一受体亚型 AT_2，能进一步拮抗 AT_1 的生物学效应。降压作用起效缓慢，但持久而平稳。低盐饮食或与利尿剂联合使用能明显增强疗效。多数ARB随剂量增大降压作用增强，治疗剂量窗较宽。最大的特点是直接与药物有关的不良反应较少，一般不引起刺激性干咳，持续治疗依从性高。治疗对象和禁忌证与ACEI相同。

除上述五大类主要的降压药物外，在降压药发展历史中还有一些药物，包括交感神经抑制剂，例如利血平、可乐定；直接血管扩张剂，例如肼屈嗪；α_1 受体拮抗剂，例如哌唑嗪、特拉唑嗪、多沙唑嗪，曾多年用于临床并有一定的降压疗效，但因副作用较多，目前不主张单独使用，但可用于复方制剂或联合治疗。

4. 降压治疗方案

大多数无并发症的病人可单独或联合使用噻嗪类利尿剂、β受体拮抗剂、CCB、ACEI和ARB，治疗应从小剂量开始。临床实际使用时，病人合并心血管危险因素状况、靶器官损害、并发症、降压疗效、不良反应以及药物费用等，都可能影响降压药的具体选择。目前认为，2级高血压病人在开始时就可以采用两种降压药物联合治疗，联合治疗有利于血压较快达到目标值，也利于减少不良反应。

联合治疗应采用不同降压机制的药物，我国临床主要推荐应用优化联合治疗方案是：ACEI/ARB+二氢吡啶类CCB；ARB/ACEI+噻嗪类利尿剂；二氢吡啶类 CCB+噻嗪类利尿剂；二氢吡啶类 CCB+β 受体拮抗剂。次要推荐使用的联合治疗方案是：利尿剂+β 受体拮抗剂；α 受体拮抗剂+β 受体拮抗剂；二氢吡啶类 CCB+保钾利尿剂；噻嗪类利尿剂+保钾利尿剂。三种降压药联合治疗一般必须包含利尿剂。采用合理的治疗方案和良好的治疗依从性，一般可使病人在治疗 3~6 个月内达到血压控制目标值。对于有并发症的病人，降压药和治疗方案选择应该个体化。

降压治疗的益处主要是通过长期控制血压达到的，所以高血压病人需要长期降压治疗，尤其是高危和很高危病人。在每个病人确立有效治疗方案血压控制后，仍应继续治疗，不应随意停止治疗或频繁改变治疗方案，停用降压药后多数病人在半年内又回复到原来的血压水平。由于降压治疗的长期性，因此病人的治疗依从性十分重要。采取以下措施可以提高病人治疗依从性：医师与病人之间保持经常性的良好沟通；让病人和家属参与制订治疗计划；鼓励病人家中自测血压。

高血压病人生活方式干预和药物治疗是根本治疗手段。近年来，经皮肾动脉交感神经消融治疗显示出初步疗效和前景，其他非药物治疗的方法尚缺乏有效性证据。

【特殊类型高血压】

(一) 老年高血压

我国流行病学调查显示，60 岁以上人群高血压患病率为 49%。老年人容易合并多种临床疾病，并发症较多，其高血压的特点是收缩压增高、舒张压下降，脉压增大；血压波动性大，容易出现直立性低血压及餐后低血压；血压昼夜节律异常、白大衣高血压和假性高血压相对常见。老年高血压病人的血压应降至 150/90mmHg 以下，如能耐受可降至 140/90mmHg 以下。对于 80 岁以上高龄老年人降压的目标值为 <150/90mmHg。老年高血压降压治疗应强

调收缩压达标，同时应避免过度降低血压；在能耐受降压治疗的前提下逐步降压达标，应避免过快降压。CCB、ACEI、ARB、利尿剂或β受体拮抗剂都可以考虑选用。

（二）儿童青少年高血压

儿童青少年高血压以原发性高血压为主，表现为轻、中度血压升高，通常没有明显的临床症状，与肥胖密切相关，近一半儿童高血压病人可发展为成人高血压，左心室肥厚是最常见的靶器官受累。儿童青少年血压明显升高者多为继发性高血压，肾性高血压是首位病因。目前国际上统一采用不同年龄性别血压的90、95和99百分位数作为诊断"正常高值血压""高血压"和"严重高血压"的标准。未合并靶器官损害的儿童与青少年高血压应将血压降至95百分位数以下；合并肾脏疾病、糖尿病或出现高血压靶器官损害时，应将血压降至90百分位数以下。绝大多数儿童与青少年高血压病人通过非药物治疗即可达到血压控制目标。但如果生活方式治疗无效，出现高血压临床症状、靶器官损害，合并糖尿病、继发性高血压等情况应考虑药物治疗。ACEI或ARB和CCB在标准剂量下较少发生不良反应，通常作为首选的儿科抗高血压药物；利尿剂通常作为二线抗高血压药物或与其他类型药物联合使用；其他种类药物如α受体拮抗剂和β受体拮抗剂，因为不良反应的限制，多用于儿童青少年严重高血压病人的联合用药。

（三）顽固性高血压

顽固性高血压或难治性高血压是指尽管使用了三种以上合适剂量降压药联合治疗（一般应该包括利尿剂），血压仍未能达到目标水平。使用四种或四种以上降压药物血压达标也应考虑为顽固性高血压。对于顽固性高血压，部分病人存在遗传学和药物遗传学方面的因素，多数病人还应该寻找原因，针对具体原因进行治疗，常见原因如下：

1. 假性难治性高血压

由于血压测量错误、"白大衣现象"或治疗依从性差等导致。血压测量错误包括袖带大小不合适，如上臂围粗大者使用了普通袖带、袖带置于有弹性阻力的衣服（毛线衣）外面、放气速度过快、听诊器置于袖带内、在听诊器上向下压力较大。假性难治性高血压可发生在广泛动脉粥样硬化和钙化的老年人，测量肱动脉血压时需要比硬化的动脉腔内压更高的袖带压力方能阻断血流。以下情况应怀疑假性高血压：血压明显升高而无靶器官损害；降压治疗后在无血压过度下降时产生明显的头晕、乏力等低血压症状；肱动脉处有钙化证据；肱动脉血压高于下肢动脉血压；重度单纯收缩期高血压。

2. 生活方式未获得有效改善

比如体重、食盐摄入未得到有效控制，过量饮酒、未戒烟等导致血压难以控制。

3. 降压治疗方案不合理

采用不合理的联合治疗方案；采用了对某些病人有明显不良反应的降压药，导致无法增加剂量提高疗效和依从性；在多种药物联合方案中未包括利尿剂（包括醛固酮拮抗剂）。

4. 其他药物干扰降压作用

同时服用干扰降压作用的药物是血压难以控制的一个较隐蔽的原因。拟交感胺类药物具有激动 α 肾上腺素能活性作用，例如某些滴鼻液、抑制食欲的减肥药，长期使用可升高血压或干扰降压药物作用。三环类抗抑郁药阻止交感神经末梢摄取利血平、可乐定等降压药。环孢素刺激内皮素释放，增加肾血管阻力，减少水钠排泄。重组人促红细胞生成素可直接作用于血管，升高周围血管阻力。口服避孕药和糖皮质激素也可拮抗降压药的作用。

5. 容量超负荷

饮食钠摄入过多抵消降压药作用。肥胖、糖尿病、肾脏损害和慢性肾功能不全时通常有容量超负荷。在一些联合治疗依然未能控制血压的病人中，常发现未使用利尿剂，或者利尿剂的选择和剂量不合理。可以采用短期强化利尿治疗试验来判断，联合服用长作用的噻嗪类利尿剂和短作用的袢利尿剂观察治疗效应。

6. 胰岛素抵抗

胰岛素抵抗是肥胖和糖尿病病人发生顽固性高血压的主要原因。在降压药治疗基础上联合使用胰岛素增敏剂，可以明显改善血压控制。肥胖者减轻体重 5kg 就可显著降低血压或减少降压药数量。

7. 继发性高血压

顽固性高血压的处理应该建立在对上述可能原因评估的基础上，进行有效生活方式干预，合理制订降压方案，除外继发性高血压，增加病人依从性，大多数病人血压可以得到控制。

(四) 高血压急症和亚急症

高血压急症是指原发性或继发性高血压病人，在某些诱因作用下，血压突然和明显升高（一般超过 180/120mmHg），伴有进行性心、脑、肾等重要靶器官功能不全的表现。高血压急症包括高血压脑病、颅内出血（脑出血和蛛网膜下腔出血）、脑梗死、急性心力衰竭、急性冠状动脉综合征、主动脉夹层、子痫、急性肾小球肾炎、胶原血管病所致肾危象、嗜铬细胞瘤危象及围术期严重高血压等。少数病人病情急骤发展，舒张压持续≥130mmHg，并有头痛，视物模糊，眼底出血、渗出和视盘水肿，肾脏损害突出，持续蛋白尿、血尿与管型尿，称为恶性高血压。应注意血压水平的高低与急性靶器官损害的程度并非呈正比，通常需要使用静脉降压药物。高血压亚急症是指血压明显升高但不伴严重临床症状及进行性靶器官损害。病人可以有血压明显升高造成的症状，如头痛、胸闷、鼻出血和烦躁不安等。血压升高的程度不是区别高血压急症与亚急症的标准，区别两者的唯一标准是有无新近发生的急性进行性靶器官损害。

及时、正确地处理高血压急症十分重要，可在短时间内使病情缓解，预防进行性或不可逆性靶器官损害，降低死亡率。高血压急症和亚急症降压治疗的紧迫程度不同，前者需要迅速降低血压，采用静脉途径给药；后者需要在24~48小时内降低血压，可使用快速起效的口服降压药。

1. 治疗原则

（1）及时降低血压

对于高血压急症选择适宜有效的降压药物，静脉滴注给药，同时监测血压。如果情况允许，及早开始口服降压药治疗。

（2）控制性降压

高血压急症时短时间内血压急骤下降，有可能使重要器官的血流灌注明显减少，应采取逐步控制性降压。一般情况下，初始阶段（数分钟到1小时内）血压控制的目标为平均动脉压的降低幅度不超过治疗前水平的25%；在随后的2~6小时内将血压降至较安全水平，一般为160/100mmHg左右；如果可耐受，临床情况稳定，在随后24~48小时逐步降至正常水平。如果降压后发现有重要器官缺血表现，血压降低幅度应更小。在随后的1~2周内，再将血压逐步降到正常水平。

（3）合理选择降压药

处理高血压急症的药物，要求起效迅速，短时间内达到最大作用；作用持续时间短，停药后作用消失较快；不良反应较小。另外，最好在降压过程中不明显影响心率、心排血量和脑血流量。

（4）避免使用的药物

应注意有些降压药不适宜用于高血压急症，甚至有害。利血平肌内注射的降压作用起效较慢，如果短时间内反复注射可导致难以预测的蓄积效应，发生严重低血压，引起明显嗜睡反应，干扰对神志的判断。治疗开始时也不宜使用强力的利尿药，除非有心力衰竭或明显的体液容量负荷过重，因为多数高血压急症时交感神经系统和 RAAS 过度激活，外周血管阻力明显升高，体内循环血容量减少，强力利尿存在风险。

2. 降压药选择与应用

（1）硝普钠

同时直接扩张静脉和动脉，降低前、后负荷。开始以 10μg/min 静脉滴注，逐渐增加剂量以达到降压作用，一般临床常用最大剂量为 200μg/min。使用硝普钠必须密切监测血压，根据血压水平仔细调节滴注速率。停止滴注后，作用仅维持 3~5 分钟。硝普钠可用于各种高血压急症。在通常剂量下不良反应轻微，有恶心、呕吐、肌肉颤动。硝普钠在体内红细胞中代谢产生氰化物，长期或大剂量使用应注意可能发生硫氰酸中毒，尤其在肾功能损害者更容易发生。

（2）硝酸甘油

扩张静脉和选择性扩张冠状动脉与大动脉，降低动脉压作用不及硝普钠。开始时以 5~10μg/min 速率静脉滴注。降压起效迅速，停药后数分钟作用消失，可用至 100~200μg/min。硝酸甘油主要用于高血压急症伴急性心力衰竭或急性冠状动脉综合征。不良反应有心动过速、面部潮红，头痛和呕吐等。

（3）尼卡地平

二氢吡啶类钙通道阻滞剂，作用迅速，持续时间较短，降压同时改善脑血流量。开始时从 0.5μg/（kg·min）静脉滴注，可逐步增加剂量到 10μg/（kg·min）。主要用于高血压急症合并急性脑血管病或其他高血压急症。不良反应有心动过速、面部潮红等。

（4）拉贝洛尔：兼有 α 受体拮抗作用的 β 受体拮抗剂，起效较迅速（5~10 分钟），持续时间较长（3~6 小时）。开始时缓慢静脉注射 20~100mg，以 0.5~2mg/min 的速率静脉滴注，总剂量不超过 300mg。拉贝洛尔主要用于高血压急症合并妊娠或肾功能不全病人。不良反应有头晕、直立性低血压、心脏传导阻滞等。

（五）高血压合并其他临床情况

高血压可以合并脑血管病、冠心病、心力衰竭、慢性肾功能不全和糖尿病等。急性脑卒中的血压处理尚未完全达成共识。对于稳定期病人，降压治疗的目的是减少脑卒中再发。对老年病人、双侧或颅内动脉严重狭窄者及严重直立性低血压病人应该慎重进行降压治疗，降压过程应该缓慢、平稳，最好不减少脑血流量。对于心肌梗死和心力衰竭病人合并高血压，首先考虑选择 ACEI 或 ARB 和 β 受体拮抗剂，降压目标值为<130/80mmHg。慢性肾功能不全合并高血压者，降压治疗的目的主要是延缓肾功能恶化，预防心、脑血管病发生。ACEI 或 ARB 在早、中期能延缓肾功能恶化，但要注意在低血容量或病情晚期（肌酐清除率<30ml/min 或血肌酐超过 265μmol/L，即 3.0mg/dl）有可能反而使肾功能恶化。1 型糖尿病在出现蛋白尿或肾功能减退前通常血压正常，高血压是肾病的一种表现；2 型糖尿病往往较早就与高血压并存。多数糖尿病合并高血压病人往往同时有肥胖、血脂代谢紊乱和较严重的靶器官损害，属于心血管疾病高危群体。因此应该积极降压治疗，为达到目标水平，通常在改善生活方式的基础上需要 2 种以上降压药物联合治疗。ACEI 或 ARB 能有效减轻和延缓糖尿病肾病的进展，降压目标值为<130/80mmHg。

第二节　继发性高血压

继发性高血压是指由某些确定的疾病或病因引起的血压升高，约占所有高血压的 5%。继发性高血压尽管所占比例并不高，但绝对人数仍相当多，而且某些继发性高血压，如原发性醛固酮增多症、嗜铬细胞瘤、肾血管性高血压、肾素分泌瘤等，可通过手术得到根治或改善。因此，及早明确诊断能明显提高治愈率及阻止病情进展。

临床上凡遇到以下情况时，要进行全面详尽的筛选检查：①中、重度血压升高的年轻病人；②症状、体征或实验室检查有怀疑线索，例如肢体脉搏搏动不对称性减弱或缺失，腹部听到粗糙的血管杂音等；③药物联合治疗效果差，或者治疗过程中血压曾经控制良好但近期内又明显升高；④恶性高血压病人。

（一）肾实质性高血压

包括急、慢性肾小球肾炎，糖尿病肾病，慢性肾盂肾炎，多囊肾和肾移植后等多种肾脏病变引起的高血压，是最常见的继发性高血压，终末期肾病 80%~90%合并高血压。肾实质性高血压的发生主要是由于肾单位大量丢失，导致水、钠潴留和细胞外容量增加，以及肾脏 RAAS 激活与排钠减少。高血压又进一步升高肾小球内囊压力，形成恶性循环，加重肾脏病变。

临床上有时难以将肾实质性高血压与原发性高血压伴肾脏损害完全区别开来。一般而言，除恶性高血压，原发性高血压很少出现明显蛋白尿，血尿不明显，肾功能减退首先从肾小管浓缩功能开始，肾小球滤过功能仍可长期保持正常或增强，直到最后阶段才有肾小球滤过降低，血肌酐上升；肾实质性高血压往往在发现血压升高时已有蛋白尿、血尿和贫血、肾小球滤过功能减退、肌酐清除率下降。如果条件允许，肾穿刺组织学检查有助于确立诊断。

肾实质性高血压必须严格限制钠盐摄入，每天<3g；通常需要联合使用降压药物治疗，将血压控制在 130/80mmHg 以下；如果不存在使用禁忌证，联合治疗方案中一般应包括 ACEI 或 ARB，有利于减少尿蛋白，延缓肾功能恶化。

（二）肾血管性高血压

肾血管性高血压是单侧或双侧肾动脉主干或分支狭窄引起的高血压。常见病因有多发性大动脉炎、肾动脉纤维肌性发育不良和动脉粥样硬化，前两者主要见于青少年，后者主要见于老年人。肾血管性高血压的发生是由于肾血管狭窄，导致肾脏缺血，激活 RAAS。早期解除狭窄，可使血压恢复正常；长期或高血压基础上的肾动脉狭窄，解除狭窄后血压一般也不能完全恢复正常，持久严重的肾动脉狭窄会导致患侧甚至整体肾功能的损害。

凡进展迅速或突然加重的高血压，均应怀疑本症。体检时在上腹部或背部肋脊角处可闻及血管杂音。肾动脉彩超、放射性核素肾图、肾动脉 CT 及 MRI 检查有助于诊断，肾动脉造影可明确诊断和狭窄部位。

治疗方法可根据病情和条件选择介入手术、外科手术或药物治疗。治疗的目的不仅是降低血压，还在于保护肾功能。经皮肾动脉成形术及支架植入术较简便，对单侧非开口处局限性狭窄效果较好。手术治疗包括血运重建术，肾移植术和肾切除术，适用于不宜经皮肾动脉成形术病人。不适宜上述治疗的病人，可采用降压药物联合治疗。需要注意，双侧肾动脉狭窄、肾功能已受损或非狭窄侧肾功能较差病人禁忌使用 ACEI 或 ARB，因为这类药物解除了缺血肾脏出球小动脉的收缩作用，使肾小球内囊压力下降，肾功能恶化。

（三）原发性醛固酮增多症

本症是肾上腺皮质增生或肿瘤分泌过多醛固酮所致。临床上以长期高血压伴低血钾为特征，亦有部分病人血钾正常，临床上常因此忽视了对本症的进一步检查。由于电解质代谢障碍，本症可有肌无力、周期性瘫痪、烦渴、多尿等症状。血压大多为轻、中度升高，约 1/3 表现为顽固性高血压。实验室检查有低血钾、高血钠、代谢性碱中毒、血浆肾素活性降低、血浆和尿醛固酮增多。血浆醛固酮/血浆肾素活性比值增大有较高的诊断敏感性和特异性。超声、放射性核素、CT、MRI 可确立病变性质和部位。选择性双侧肾上腺静脉血激素测定，对诊断确有困难者有较高的诊断价值。

如果本症是肾上腺皮质腺瘤或癌肿所致，手术切除是最好的治疗方法。如果是肾上腺皮质增生，也可作肾上腺大部切除术，但效果相对较差，一般仍需使用降压药物治疗，选择醛固酮拮抗剂螺内酯和长效钙通道阻滞剂。

（四）嗜铬细胞瘤

嗜铬细胞瘤起源于肾上腺髓质、交感神经节和体内其他部位嗜铬组织，肿瘤间歇或持续释放过多肾上腺素、去甲肾上腺素与多巴胺。临床表现变化多端，典型的发作表现为阵发性血压升高伴心动过速、头痛、出汗、面色苍白。在发作期间可测定血或尿儿茶酚胺或其代谢产物 3-甲氧基-4-羟基苦杏仁酸（VMA），如有显著增高，提示嗜铬细胞瘤。超声、放射性核素、CT 或 MRI 可做定位诊断。

嗜铬细胞瘤大多为良性，约 10% 嗜铬细胞瘤为恶性，手术切除效果好。手术前或恶性病变已有多处转移无法手术者，选择 α 和 β 受体拮抗剂联合降压治疗。

（五）皮质醇增多症

皮质醇增多症主要是由于促肾上腺皮质激素（ACTH）分泌过多导致肾上腺皮质增生或者肾上腺皮质腺瘤，引起糖皮质激素过多所致。80%病人有高血压，同时有向心性肥胖、满月脸、水牛背、皮肤紫纹、毛发增多、血糖增高等表现。24 小时尿中 17-羟和 17-酮类固醇增多、地塞米松抑制试验和肾上腺皮质激素兴奋试验有助于诊断。颅内蝶鞍 X 线检查、肾上腺 CT 和放射性核素肾上腺扫描可确定病变部位。治疗主要采用手术、放射和药物方法根治病变本身，降压治疗可采用利尿剂或与其他降压药物联合应用。

（六）主动脉缩窄

主动脉缩窄多数为先天性，少数是多发性大动脉炎所致。临床表现为上臂血压增高，而下肢血压不高或降低。在肩胛间区、胸骨旁、腋部有侧支循环的动脉搏动和杂音，胸部听诊有血管杂音。胸部 X 线检查可见肋骨受侧支动脉侵蚀引起的切迹。主动脉造影可确定诊断。治疗主要采用介入扩张支架植入或外科手术方法。

第十六章　心肌疾病

【定义与分类】

心肌病是一组异质性心肌疾病，由不同病因（遗传性病因较多见）引起的心肌病变导致心肌机械和（或）心电功能障碍，常表现为心室肥厚或扩张。该病可局限于心脏本身，亦可为系统性疾病的部分表现，最终可导致心脏性死亡或进行性心力衰竭。由其他心血管疾病继发的心肌病理性改变不属于心肌病范畴，如心脏瓣膜病、高血压性心脏病、先天性心脏病、冠心病等所致的心肌病变。目前心肌病的分类具体如下。

遗传性心肌病：肥厚型心肌病、右心室发育不良心肌病、左心室致密化不全、糖原贮积症、先天性传导阻滞、线粒体肌病、离子通道病（包括长 QT 间期综合征、Brngada 综合征、短 QT 间期综合征、儿茶酚胺敏感室速等）。

混合性心肌病：扩张型心肌病、限制型心肌病。

获得性心肌病：感染性心肌病、心动过速心肌病、心脏气球样变、围生期心肌病。

第一节　扩张型心肌病

扩张型心肌病是一类以左心室或双心室扩大伴收缩功能障碍为特征的心肌病。该病较为常见，我国发病率为（13~84）/10 万。病因多样，约半数病因不详。临床表现为心脏扩大、心力衰竭、心律失常、血栓栓塞及猝死。本病预后差，确诊后 5 年生存率约 50%，10 年生存率约 25%。

【病因和发病机制】

多数扩张型心肌病病例的原因不清，部分病人有家族遗传性。可能的病因包括感染、非感染的炎症、中毒（包括酒精等）、内分泌和代谢紊乱、遗传、精神创伤。

（一）感染

病原体直接侵袭和由此引发的慢性炎症和免疫反应是造成心肌损害的机制。以病毒最常见，通过心内膜活检技术，在心内膜探及的常见病毒基因，包括柯萨奇病毒 B、ECHO 病毒、细小病毒 B-19，人疱疹病毒 6 型，脊髓灰质炎病毒、流感病毒、腺病毒等，其他较为少见的病毒还包括巨细胞病毒、单纯疱疹病毒、EB 病毒、人类免疫缺陷病毒等。

部分细菌、真菌、立克次体和寄生虫等也可引起心肌炎并发展为扩张型心肌病，如南美锥虫病，病原为克氏锥虫，通常经猎蝽虫叮咬传播。

（二）炎症

肉芽肿性心肌炎：见于结节病和巨细胞性心肌炎，也可见于过敏性心肌炎。心肌活检有淋巴细胞、单核细胞和大量嗜酸性粒细胞浸润。此外，多发性肌炎和皮肌炎亦可以伴发心肌炎；其他多种结缔组织病如系统性血管炎、系统性红斑狼疮等均可直接或间接地累及心肌，引起获得性扩张型心肌病。

（三）中毒、内分泌和代谢异常

嗜酒是我国扩张型心肌病的常见病因。化疗药物和某些心肌毒性药物和化学品，如多柔比星等蒽环类抗癌药物、锂制剂、依米丁。某些维生素和微量元素如硒的缺乏（克山病，为我国特有的地方性疾病）也能导致扩张型心肌病。嗜铬细胞瘤、甲状腺疾病等内分泌疾病也是扩张型心肌病的常见病因。

（四）遗传

25%~50%的扩张型心肌病病例有基因突变或家族遗传背景，遗传方式主要为常染色体显性遗传，X 染色体连锁隐性遗传及线粒体遗传较为少见。目前已发现超过 60 个基因的相关突变与家族遗传性或散发的扩张型心肌病有关。有的为常染色体显性遗传，有的为 X 连锁遗传，这些致病基因编码多种蛋白，包括心肌细胞肌节蛋白、肌纤维膜蛋白、细胞骨架蛋白，闰盘蛋白、核蛋白、线粒体蛋白及多种离子通道。

（五）其他

围生期心肌病是较常见的临床心肌病。神经肌肉疾病也可以伴发扩张型心肌病。有些扩张型心肌病和限制型心肌病存在重叠，如轻微扩张型心肌病、血色病、心肌淀粉样变、肥厚型心肌病（终末期）。

【病理解剖和病理生理】

以心腔扩大为主，肉眼可见心室扩张，室壁多变薄，纤维瘢痕形成，且常伴有附壁血栓。瓣膜、冠状动脉多无改变。组织学为非特异性心肌细胞肥大、变性，特别是程度不同的纤维化等病变混合存在，如有炎症过程参与可见多种炎症细胞浸润。

病变的心肌收缩力减弱将触发神经-体液机制，产生水钠潴留、加快心率、收缩血管以维持有效循环。但是这一代偿机制将使病变的心肌雪上加霜，造成更多心肌损害，最终进入失代偿阶段。

【临床表现】

(一) 症状

本病起病隐匿，早期可无症状。临床主要表现为活动时呼吸困难和活动耐量下降。随着病情加重可以出现夜间阵发性呼吸困难和端坐呼吸等左心功能不全症状，并逐渐出现食欲下降、腹胀及下肢水肿等右心功能不全症状。合并心律失常时可表现心悸、头晕、黑蒙甚至猝死。持续顽固低血压往往是扩张型心肌病终末期的表现。发生栓塞时常表现为相应脏器受累表现。

(二) 体征

主要体征为心界扩大，听诊心音减弱，常可闻及第三或第四心音，心率快时呈奔马律，有时可于心尖部闻及收缩期杂音。肺部听诊可闻及湿啰音，可以仅局限于两肺底，随着心力衰竭加重和出现急性左心衰时湿啰音可以遍布两肺或伴哮鸣音。颈静脉怒张、肝大及外周水肿等右心衰竭导致的液体潴留体征也较为常见。长期肝淤血可以导致肝硬化、胆汁淤积和黄疸。心力衰竭控制不好的病人还常常出现皮肤湿冷。

【辅助检查】

(一) 胸部 X 线检查

心影通常增大，心胸比>50%。可出现肺淤血、肺水肿及肺动脉压力增高的 X 线表现。有时可见胸腔积液。

(二) 心电图

缺乏诊断特异性。可为 R 波递增不良、室内传导阻滞及左束支传导阻滞。

QRS 波增宽常提示预后不良。严重的左心室纤维化还可出现病理性 Q 波，需除外心肌梗死。常见 ST 段压低和 T 波倒置。可见各类期前收缩、非持续性室速、房颤、传导阻滞等多种心律失常同时存在。

（三）超声心动图

是诊断及评估扩张型心肌病最常用的重要检查手段。疾病早期可仅表现为左心室轻度扩大，后期各心腔均扩大，以左心室扩大为著。室壁运动普遍减弱，心肌收缩功能下降，左心室射血分数显著降低。二尖瓣、三尖瓣本身虽无病变，但由于心腔明显扩大，导致瓣膜在收缩期不能退至瓣环水平而关闭不全。

（四）心脏磁共振（CMR）

CMR 对于心肌病诊断、鉴别诊断及预后评估均有很高价值。有助于鉴别浸润性心肌病、致心律失常型右心室心肌病、心肌致密化不全、心肌炎、结节病等疾病。CMR 钆延迟增强显像与扩张型心肌病的全因死亡率、心衰住院率和心脏性猝死增高相关。

（五）心肌核素显像

运动或药物负荷心肌显像可用于除外冠状动脉疾病引起的缺血性心肌病。核素血池扫描可见舒张末期和收缩末期左心室容积增大，左心室射血分数降低，但一般不用于心功能评价。

（六）冠状动脉 CT 检查（CTA）

CTA 可以发现明显的冠状动脉狭窄等病变，有助于除外因冠状动脉狭窄造成心肌缺血、坏死的缺血性心肌病。

（七）血液和血清学检查

扩张型心肌病可出现脑钠肽（BNP）或 N 末端脑钠肽前体（NT-proB-NP）升高，此有助于鉴别呼吸困难的原因。部分病人也可出现心肌肌钙蛋白 I 轻度升高，但缺乏诊断特异性。

血常规、电解质、肝肾功能等常规检查有助于明确有无贫血、电解质失衡、肝硬化及肾功能不全等疾病，这些检查虽然对扩张型心肌病的诊断无特异性，但有助于对病人总体情况的评价和判断预后。临床尚需要根据病人的合并情况，选择性进行如内分泌功能、炎症及免疫指标、病原学等相关检查。

（八）冠状动脉造影和心导管检查

冠状动脉造影无明显狭窄有助于除外冠状动脉性心脏病。心导管检查不是扩张型心肌病诊断的常用和关键检查。在疾病早期大致正常，在出现心力衰竭时可见左、右心室舒张末期压，左心房压和肺毛细血管楔压增高，心搏量及心脏指数减低。

（九）心内膜心肌活检

主要适应证包括：近期出现的原因不明的突发严重心力衰竭、可伴有严重心律失常，对药物治疗反应差。尤其对怀疑暴发性淋巴细胞心肌炎的病例，这些病人通过血流动力学支持后预后很好，通过心内膜心肌活检尽快明确诊断对治疗有指导作用。心内膜心肌活检还可以确诊巨噬细胞心肌炎，有助于及时启动免疫抑制治疗。此检查也有助于决定病人应该尽早心脏移植还是先用心室辅助泵。

【诊断与鉴别诊断】

对于有慢性心力衰竭临床表现，超声心动图检查有心腔扩大与心脏收缩功能减低，即应考虑扩张型心肌病。

鉴别诊断主要应该除外引起心脏扩大、收缩功能减低的其他继发原因，包括心脏瓣膜病、高血压性心脏病、冠心病、先天性心脏病等。可通过病史、查体及超声心动图、心肌核素显像、CMR、CTA、冠脉造影等检查进行鉴别，必要时做心内膜心肌活检。

诊断家族性扩张型心肌病首先应除外各种继发性及获得性心肌病。家族性发病是依据在一个家系中包括先证者在内有两个或两个以上扩张型心肌病病人，或在病人的一级亲属中有不明原因的 35 岁以下猝死者。仔细询问家族史对于诊断极为重要。家庭成员基因筛查有助于确诊。

【治疗】

治疗旨在阻止基础病因介导的心肌损害，阻断造成心力衰竭加重的神经体液机制，去除心力衰竭加重的诱因，控制心律失常和预防猝死，预防各种并发症的发生如血栓栓塞，提高临床心功能、生活质量和延长生存。

（一）病因及加重诱因的治疗

应积极寻找病因，给予相应的治疗，如控制感染、严格限酒或戒酒、治疗相应的内分泌疾病或自身免疫病，纠正液体负荷过重及电解质紊乱，改善营养失衡等。

（二）针对心力衰竭的药物治疗

在疾病早期，虽然已出现心脏扩大、收缩功能损害，但尚无心力衰竭的临床表现。此阶段应积极地进行早期药物干预治疗，包括 β 受体拮抗剂、ACEI 或 ARB，可减缓心室重构及心肌进一步损伤，延缓病变发展。随病程进展，心室收缩功能进一步减低，并出现心力衰竭的临床表现。此阶段应按慢性心力衰竭治疗指南进行治疗：

1. ACEI 或 ARB 的应用

所有 LVEF<40% 的心力衰竭病人若无禁忌证均应使用 ACEI，从小剂量开始，逐渐递增，直至达到目标剂量，滴定剂量和过程需个体化。对于部分 ACEI 不能耐受（如咳嗽）的病人可以考虑使用 ARB。

2. β 受体拮抗剂

所有 LVEF<40% 的病人若无禁忌都应使用 β 受体拮抗剂，包括卡维地洛、琥珀酸美托洛尔和比索洛尔。应在 ACEI 和利尿剂的基础上加用，需从小剂量开始，逐步加量，以达到目标剂量或最大耐受剂量。

3. 盐皮质激素受体拮抗剂（mineralocorticoid receptor antagonist，MRA）

包括依普利酮和螺内酯，为保钾利尿剂。对于在 ACEI 和 β 受体拮抗剂基础上仍有症状且无肾功能严重受损的病人应该使用，但应密切监测电解质水平，后者可引起少数男性病人乳房发育。

4. 肼屈嗪和二硝酸异山梨酯

此两种药物合用作为 ACEI 和 ARB 不能耐受病人的替代。对于非洲裔病人，这种药物组合可用于那些使用 ACEI、β 受体拮抗剂和 MRA 后临床心功能仍为 Ⅲ~Ⅳ 级的病人，以降低死亡率和心衰再住院率。

5. 伊伐布雷定

窦房结通道阻滞剂，它能减慢心率同时不影响心肌收缩力，但对房颤时的心室率控制无作用。经过目标剂量或最大耐受量的 β 受体拮抗剂、ACEI 或 ARB 和醛固酮拮抗剂后仍有症状，射血分数≤35% 且窦性心率仍≥70 次/分的病人，应考虑使用伊伐布雷定以降低心衰住院与心血管死亡风险。对于 LVEF≤35% 的症状性慢性心衰病人，如不能耐受 β 受体拮抗剂或有使用禁忌，且静息窦性心率≥70 次/分，应该使用伊伐布雷定。

6. 血管紧张素受体脑啡肽酶抑制剂（ARNI）

是脑啡肽酶抑制剂和血管紧张素 Ⅱ 受体拮抗剂缬沙坦组成的一种复方制剂。若射血分数减低的心衰病人经过 ACEI、β 受体拮抗剂和醛固酮拮抗剂充分治疗后病人仍有症状，应使用 ARNI 替代 ACEI，以进一步降低心衰住院与死亡风险。

7. 利尿剂的应用

能有效改善胸闷、气短和水肿等症状。通常从小剂量开始，如呋塞米每日 20mg 或氢氯噻嗪每日 25mg，根据尿量及体重变化调整剂量。

8. 洋地黄

主要用于 ACEI（ARB）、β 受体拮抗剂、MRA 治疗后仍有症状，或者不能耐受 β 受体拮抗剂的病人，能有效改善症状，尤其用于减慢心力衰竭伴房颤病人的心室率。

上述药物中 ACEI、β 受体拮抗剂和 MRA 对改善预后有明确的疗效，近年问世的新药伊伐布雷定和 ARNI 改善收缩性心衰的预后作用也逐渐被临床试验所证实。而其他药物对远期生存的影响尚缺乏充分证据，但能有效改善症状。值得指出的是，临床上一般不宜将 ACEI、ARB、MRA 三者合用。噻唑烷二酮如格列酮类可能加重心力衰竭，应该避免使用。地尔硫卓及维拉帕米有负性肌力作用，应避免使用。

（三）心力衰竭的心脏再同步化治疗

心力衰竭的心脏再同步化治疗是通过植入带有左心室电极的起搏器，同步起搏左、右心室而使心室的收缩同步化。这一治疗对部分心力衰竭病人有显著疗效。病人需要在药物治疗的基础上选用。

（四）心力衰竭其他治疗

严重心力衰竭内科治疗无效的病例可考虑心脏移植。在等待期如有条件可行左心机械辅助循环，以改善循环。也有试行左心室成形术者，通过切除部分扩大的左心室同时置换二尖瓣，以减轻反流、改善心功能，但疗效尚不确定。

（五）抗凝治疗

血栓栓塞是常见的并发症，对于有房颤或已经有附壁血栓形成或有血栓栓塞病史的病人，须长期服用华法林或新型口服抗凝药物等抗凝治疗。

（六）心律失常和心脏性猝死的防治

对于房颤的治疗可参考心律失常相关章节。植入型心律转复除颤器（ICD）预防心脏猝死的适应证包括：①有持续性室速史；②有室速、室颤导致的心跳骤停史；③LVEF<35%，NYHA 心功能分级为Ⅱ～Ⅲ级，预期生存时间>1 年，且有一定生活质量。

【特殊类型心肌病】

扩张型心肌病中部分病因比较明确，具有很独特的临床特点。

（一）酒精性心肌病

长期大量饮酒可能导致酒精性心肌病。其诊断依据包括：有符合扩张型心肌病的临床表现；有长期过量饮酒史（WHO 标准：女性>40g/d，男性>80g/d，饮酒 5 年以上）；既往无其他心脏病病史或通过辅助检查能排除其他引起扩张型心肌病的病因如结缔组织病、内分泌性疾病等。若能早期戒酒，多数病人心脏情况能逐渐改善或恢复。

（二）围生期心肌病

既往无心脏病的女性于妊娠最后 1 个月至产后 5 个月内发生心力衰竭，临床表现符合扩张型心肌病特点，可以诊断本病。其发生率约为 1/（1300～4000）次分娩。发病具有明显的种族特点，以非洲黑种人发病率最高。高龄和营养不良、近期出现妊娠期高血压疾病、双胎妊娠及宫缩抑制剂治疗与本病发生有一定关系。通常预后良好，但再次妊娠常引起疾病复发。

（三）心动过速性心肌病

多见于房颤或室上性心动过速。临床表现符合扩张型心肌病特点。有效控制心室率是关键，同时需要采用阻断神经-体液激活的药物包括 ACEI、β受体拮抗剂和 MRA 等。

（四）致心律失常性右心室心肌病

致心律失常性右心室心肌病又称为致心律失常性右心室发育不良，是一种遗传性心肌病，以右心室心肌逐渐被脂肪及纤维组织替代为特征，左心室亦可受累。青少年发病，临床以室性心动过速、右心室扩大和右心衰竭等为特点。心电图 V_1 导联可见特殊的 epsilon 波。病人易猝死。

（五）心肌致密化不全

属于遗传性心肌病。病人胚胎发育过程中心外膜到心内膜致密化过程提前终止。临床表现为左心衰和心脏扩大。超声心动图检查左心室疏松层与致密层比例>2，但是其特异性与敏感性欠佳。CMR 是另一有效诊断工具。临床处理主要是心力衰竭对症治疗。有左束支阻滞的病人置入 CRT 可望获得良好效果。

（六）心脏气球样变

本病少见。发生与情绪急剧激动或精神刺激等因素有关，如亲人过世、地震或某种侵入性手术操作后等，故又称"伤心综合征"。临床表现为突发胸骨后疼痛伴心电图 ST 段抬高或压低，伴或不伴 T 波倒置。冠状动脉造影除外狭窄。左心室功能受损，心室造影或超声心动图显示心室中部和心尖部膨出。临床过程呈一过性。支持和安慰是主要的治疗手段。β 受体拮抗剂治疗可望减少心脏破裂的发生。

（七）缺血性心肌病

冠状动脉粥样硬化多支病变造成的弥漫性心脏扩大和心力衰竭称为缺血性心肌病，此有别于其他原因不明的扩张型心肌病。虽然欧美指南中都把冠状动脉疾病排除在心肌病的病因之外，但是文献中通常接受这一定义。

第二节　肥厚型心肌病

肥厚型心肌病是一种遗传性心肌病，以心室非对称性肥厚为解剖特点，是青少年运动猝死的最主要原因之一。根据左心室流出道有无梗阻，又可分为梗阻性和非梗阻性肥厚型心肌病。国外报道人群患病率为 200/10 万。我国有调查显示患病率为 180/10 万。

本病预后差异很大，是青少年和运动猝死的一个最主要原因，少数进展为终末期心衰，另有少部分出现心衰、房颤和栓塞。不少病人症状轻微，预期寿命可以接近常人。

【病因与分子遗传学】

肥厚型心肌病为常染色体显性遗传，具有遗传异质性。目前已发现至少

18 个疾病基因和 500 种以上变异，约占肥厚型心肌病病例的一半，其中最常见的基因突变为 β-肌球蛋白重链及肌球蛋白结合蛋白 C 的编码基因。肥厚型心肌病的表型呈多样性，与致病的突变基因、基因修饰及不同的环境因子有关。

【病理生理】

在梗阻性肥厚型心肌病病人，左心室收缩时快速血流通过狭窄的流出道产生负压，引起二尖瓣前叶前向运动，加重梗阻。此作用在收缩中、后期较明显。有些病人静息时左室流出道梗阻不明显，运动后变为明显。静息或运动负荷超声显示左心室流出道压力阶差≥30mmHg 者，属梗阻性肥厚型心肌病，约占 70%。

肥厚型心肌病病人胸闷、气短等症状的出现与左心室流出道梗阻、左心室舒张功能下降、小血管病变造成心肌缺血等因素有关。

【病理改变】

大体解剖主要为心室肥厚，尤其是室间隔肥厚，部分病人的肥厚部位不典型，可以是左心室靠近心尖部位。组织学改变有 3 大特点：心肌细胞排列紊乱、小血管病变、瘢痕形成。

【临床表现】

（一）症状

最常见的症状是劳力性呼吸困难和乏力，其中前者可达 90% 以上，夜间阵发性呼吸困难较少见。1/3 的病人可有劳力性胸痛。最常见的持续性心律失常是房颤。部分病人有晕厥，常于运动时出现，与室性快速型心律失常有关。该病是青少年和运动员猝死的主要原因。

（二）体征

体格检查可见心脏轻度增大，可闻及第四心音。流出道梗阻的病人可于胸骨左缘第 3~4 肋间闻及较粗糙的喷射性收缩期杂音。心尖部也常可听到收缩期杂音，这是因为而二尖瓣前叶移向室间隔导致二尖瓣关闭不全。增加心肌收缩力、减轻心脏后负荷的药物和动作，如应用正性肌力药、作 Valsalva 动作、取站立位、含服硝酸甘油等均可使杂音增强；相反凡减弱心肌收缩力或增加心脏后负荷的因素，如使用 β 受体拮抗剂、取蹲位等均可使杂音减弱。

【辅助检查】

（一）胸部 X 线检查

普通胸部 X 线检查示心影可以正常大小或左心室增大。

（二）心电图

变化多端。主要表现为 QRS 波左心室高电压、倒置 T 波和异常 q 波。左心室高电压多在左胸导联。ST 压低和 T 波倒置多见 Ⅰ 、aVL、$V_4 \sim V_6$ 导联。少数病人可有深而不宽的病理性 Q 波（图 23-2、图 23-3），见于导联 Ⅰ 、aVL Ⅱ 、Ⅲ 、aVF 和某些胸导联。此外，病人同时可伴有室内传导阻滞和其他各类心律失常。

（三）超声心动图

是临床最主要的诊断手段。心室不对称肥厚而无心室腔增大为其特征。舒张期室间隔厚度达 15mm 。伴有流出道梗阻的病例可见室间隔流出道部分向左心室内突出、二尖瓣前叶在收缩期前移（systolic anterior motion，SAM）、左心室顺应性降低致舒张功能障碍等。值得强调的是，室间隔厚度未达标不能完全除外本病诊断。静息状态下无流出道梗阻需要评估激发状态下的情况。

部分病人心肌肥厚限于心尖部，尤以前侧壁心尖部为明显，如不仔细检查，容易漏诊。

（四）心脏磁共振

CMR 显示心室壁局限性（室间隔多见）或普遍性增厚，同位素钆延迟增强扫描可见心肌呈片状强化，梗阻性肥厚型心肌病可见左心室流出道狭窄、SAM 征、二尖瓣关闭不全。

（五）心导管检查和冠状动脉造影

心导管检查可显示左心室舒张末期压力增高。有左心室流出道狭窄者在心室腔与流出道之间存在收缩期压力阶差，心室造影显示左心室变形，可呈香蕉状、犬舌状或纺锤状（心尖部肥厚时）。冠状动脉造影多无异常，对于除外那些有疑似心绞痛症状和心电图 ST-T 改变的病人有重要鉴别价值。

（六）心内膜心肌活检

可见心肌细胞肥大、排列紊乱、局限性或弥散性间质纤维化。心肌活检对除外浸润性心肌病有重要价值，用于除外淀粉样变、糖原贮积症等。

【诊断与鉴别诊断】

（一）诊断标准

根据病史及体格检查，超声心动图示舒张期室间隔厚度达 15mm。近年来 CMR 越来越多地用于诊断。如有阳性家族史（猝死、心肌肥厚等）更有助于诊断。基因检查有助于明确遗传学异常。

（二）鉴别诊断

鉴别诊断需要除外左心室负荷增加引起的心室肥厚，包括高血压性心脏病、主动脉瓣狭窄、先天性心脏病、运动员心脏肥厚等。

此外，还需要除外异常物质沉积引起的心肌肥厚：淀粉样变、糖原贮积症；其他相对少见的全身疾病如嗜铬细胞瘤、血色病、心面综合征、线粒体肌病、遗传性共济失调及某些遗传代谢性疾病也可引起心肌肥厚，但常有其他系统受累表现有助于鉴别。

【治疗】

肥厚型心肌病的治疗旨在改善症状、减少合并症和预防猝死。其方法是通过减轻流出道梗阻、改善心室顺应性、防治血栓栓塞事件、识别高危猝死病人。治疗需要个体化。

（一）药物治疗

药物治疗是基础。针对流出道梗阻的药物主要有 β 受体拮抗剂和非二氢吡啶类钙通道阻滞剂。当出现充血性心力衰竭时需要采用针对性处理。对房颤病人需要抗凝治疗。值得指出的是，对于胸闷不适的病人在使用硝酸酯类药物时需要注意除外流出道梗阻，以免使用后加重。

1. 减轻左心室流出道梗阻

β 受体拮抗剂是梗阻性肥厚型心肌病的一线治疗用药，可改善心室松弛，增加心室舒张期充盈时间，减少室性及室上性心动过速。非二氢吡啶类钙通道阻滞剂也具有负性变时和减弱心肌收缩力作用，可改善心室舒张功能，对减轻左心室流出道梗阻也有一定治疗效果，可用于那些不能耐受 β 受体拮抗剂的病人。由于担心 β 受体拮抗剂与钙通道阻滞剂联合治疗出现心率过缓和低血压，一般不建议合用。此外，丙吡胺能减轻左心室流出道梗阻，也是候选药物，但口干、眼干和便秘等心脏外副作用相对多见。

2. 针对心力衰竭的治疗

疾病后期可出现左心室扩大，左心室收缩功能减低，慢性心功能不全的临床表现。治疗药物选择与其他原因引起的心力衰竭相同，包括 ACEI、ARB、β 受体拮抗剂、利尿剂、螺内酯甚至地高辛。

3. 针对房颤

肥厚型心肌病最常见的心律失常是房颤，发生率达 20%。胺碘酮能减少阵发性房颤发作。对持续性房颤，可予 β 受体拮抗剂控制心室率。除非禁忌，一般需考虑口服抗凝药治疗。

（二）非药物治疗

1. 手术治疗

对于药物治疗无效、心功能不全（NYHA Ⅲ～Ⅳ级）病人，若存在严重流出道梗阻（静息或运动时流出道压力阶差大于 50mmHg），需要考虑行室间隔切除术。目前美国和欧洲共识将手术列入合适病人的首选治疗。

2. 酒精室间隔消融术

经冠状动脉间隔支注入无水酒精造成该供血区域心室间隔坏死，此法可望减轻部分病人左心室流出道梗阻及二尖瓣反流，改善心力衰竭症状。其适应证大致同室间隔切除术。由于消融范围的不确定性，部分病人需要重复消融，长期预后尚不清楚，目前主要针对那些年龄过大、手术耐受差、并发症多、缺乏精良手术医师的情况。

3. 起搏治疗

对于其他病因有双腔起搏置入适应证的病人，选择最佳的房室起搏间期并放置右心室心尖起搏可望减轻左心室流出道梗阻。对于药物治疗效果差而又不太适合手术或消融的病人可以选择双腔起搏。

(三) 猝死的风险评估和 ICD 预防

肥厚型心肌病是青年和运动员心脏性猝死最常见的病因。ICD 能有效预防猝死的发生。预测高危风险的因素包括：曾经发生过心搏骤停、一级亲属中有 1 个或多个肥厚型心肌病猝死发生、左心室严重肥厚（≥30mm）、左室流出道高压力阶差、Holter 检查发现反复非持续室性心动过速、运动时出现低血压、不明原因晕厥（尤其是发生在运动时）。

第三节　限制型心肌病

限制型心肌病是以心室壁僵硬度增加、舒张功能降低、充盈受限而产生临床右心衰症状为特征的一类心肌病。病人心房明显扩张，但早期左心室不扩张，收缩功能多正常，室壁不增厚或仅轻度增厚。随着病情进展左心室收缩功能受损加重，心腔可以扩张。除外某些有特殊治疗方法的病例，确诊后5 年生存期仅约 30%。

【病因与分类】

限制型心肌病属于混合性心肌病，约一半为特发性，另一半为病因清楚的特殊类型，后者中最多的为淀粉样变。

本病通常分为以下 3 类：①浸润性：细胞内或细胞间有异常物质或代谢产物堆积，常见的疾病包括淀粉样变性、结节病、血色病、糖原贮积症、戈谢病、Fabry 病；②非浸润性：包括特发性限制型心肌病，部分可能属于和其他类型心肌病重叠的情况如轻微扩张型心肌病、肥厚型/假性肥厚型心肌病，病理改变以纤维化为特征的硬皮病以及糖尿病心肌病等；③心内膜病变性：

病变累及心内膜为主，如病理改变与纤维化有关的心内膜弹力纤维增生症、高嗜酸性粒细胞综合征、放射性、蒽环类抗生素等药物，以及类癌样心脏病和转移性癌等。

【病理改变与病理生理】

主要的病理改变为心肌纤维化、炎症细胞浸润和心内膜面瘢痕形成。这些病理改变使心室壁僵硬、充盈受限，心室舒张功能减低，心房后负荷增加使心房逐渐增大，静脉回流受阻，静脉压升高。

【临床表现】

主要表现为活动耐量下降、乏力、呼吸困难。随病程进展，逐渐出现肝大、腹腔积液、全身水肿。右心衰较重为本病临床特点。

体格检查可见颈静脉怒张，心脏听诊常可闻及奔马律，血压低常预示预后不良。可有肝大、移动性浊音阳性、下肢可凹性水肿。

【辅助检查】

(一) 实验室检查

继发性病人可能伴随相应原发病的实验室异常，如淀粉样变性病人可能有尿本周蛋白。BNP 在限制型心肌病病人明显增高，而在缩窄性心包炎病人一般不会很高。

(二) 心电图

心肌淀粉样变病人常常为低电压。QRS 波异常和 ST-T 改变在限制型心肌病较缩窄性心包炎明显。

（三）超声心动图

双心房扩大和心室肥厚见于限制型心肌病。心肌呈磨玻璃样改变常常是心肌淀粉样变的特点。心包增厚和室间隔抖动征见于缩窄性心包炎。

（四）X 线片、CTA、CMR

胸片中见心包钙化，CT 和 CMR 见心包增厚提示缩窄性心包炎为可能的病因。CTA 见严重冠状动脉狭窄提示缺血性心肌病是心肌损害的可能原因。CMR 检查对某些心肌病有重要价值，如心肌内呈颗粒样的钆延迟显像见于心肌淀粉样变性。

（五）心导管检查

与缩窄性心包炎病例相比，限制型心肌病的特点包括：①肺动脉（收缩期）压明显增高（常>50mmHg）舒张压的变化较大；③右心室舒张压相对较低（缩窄性心包炎达 1/3 收缩压峰值以上）等。

（六）心内膜心肌活检

相对正常的病理结果支持心包炎诊断。对于心肌淀粉样变性和高嗜酸性粒细胞综合征等具有确诊的价值。

【诊断与鉴别诊断】

根据运动耐力下降、水肿病史及右心衰等临床症状，如果病人心电图肢导联低电压、超声心动图见双房大、室壁不厚或增厚、左心室不扩大而充盈受限，应考虑限制型心肌病。

心肌淀粉样变的心脏超声显示心室壁呈磨玻璃样改变。其他引起限制型心肌病的全身疾病包括血色病、结节病、高嗜酸性粒细胞综合征、系统性硬化症等。病史中需要询问放射、放疗史、药物使用史等。

鉴别诊断应除外缩窄性心包炎，两者的临床表现及血流动力学改变十分相似。缩窄性心包炎病人以往可有活动性心包炎或心包积液病史。查体可有奇脉、心包叩击音。胸部 X 线有时可见心包钙化。超声心动图有时可见心包增厚、室间隔抖动征。而限制型心肌病常有双心房明显增大、室壁可增厚。CMR 可见部分室壁延迟强化。

心导管压力测定有助于和缩窄性心包炎的鉴别。心内膜心肌活检有助于发现限制型心肌病的继发病因。

【治疗】

原发性限制型心肌病无特异性治疗手段，主要为避免劳累、呼吸道感染等加重心力衰竭的诱因。该病引起的心力衰竭对常规治疗反应不佳，往往成为难治性心力衰竭。对于继发性限制型心肌病，部分疾病有针对病因的特异性治疗。

第四节　心肌炎

心肌炎是心肌的炎症性疾病。最常见病因为病毒感染。细菌、真菌、螺旋体、立克次体、原虫、蠕虫等感染也可引起心肌炎，但相对少见。非感染性心肌炎的病因包括药物、毒物、放射、结缔组织病、血管炎、巨细胞心肌炎、结节病等。起病急缓不定，少数呈暴发性导致急性泵衰竭或猝死。病程多有自限性，但也可进展为扩张型心肌病。本节重点叙述病毒性心肌炎。

【病因】

多种病毒都可能引起心肌炎。柯萨奇 B 组病毒，细小病毒 B-19，人疱疹病毒 6 型，孤儿（Echo）病毒，脊髓灰质炎病毒等为常见病毒。柯萨奇 B 组病毒是最为常见的致病原因，约占 30% ~ 50%。此外，人类腺病毒、流感、风疹、单纯疱疹、脑炎、肝炎（A、B、C 型）病毒以及 EB 病毒、巨细胞病毒和人类免疫缺陷病毒（HIV）等都能引起心肌炎。

病毒性心肌炎的发病机制包括：①病毒直接作用；②病毒与机体的免疫反应共同作用。直接作用造成心肌直接损害。而病毒介导的免疫损伤主要是由 T 淋巴细胞介导。此外还有多种细胞因子和 NO 等介导的心肌损害和微血管损伤。这些变化均可损害心肌组织结构和功能。

【临床表现】

（一）症状

病毒性心肌炎病人临床表现取决于病变的广泛程度与部位，轻者可完全没有症状，重者甚至出现心源性休克及猝死。多数病人发病前 1~3 周有病毒感染前驱症状，如发热、全身倦怠感和肌肉酸痛，或恶心、呕吐等消化道症状。随后可以有心悸、胸痛、呼吸困难、水肿，甚至晕厥、猝死。临床诊断的病毒性心肌炎绝大部分是以心律失常为主诉或首见症状，其中少数可因此发生晕厥或阿-斯综合征。

（二）体征

查体常有心律失常，以房性与室性期前收缩及房室传导阻滞最为多见。心率可增快且与体温不相称。听诊可闻及第三、第四心音或奔马律，部分病人可于心尖部闻及收缩期吹风样杂音。心衰病人可有颈静脉怒张、肺部湿啰音、肝大等体征。重症可出现血压降低、四肢湿冷等心源性休克体征。

【辅助检查】

（一）胸部 X 线检查

可见心影扩大，有心包积液时可呈烧瓶样改变。

（二）心电图

常见 ST-T 改变，包括 ST 段轻度移位和 T 波倒置。合并急性心包炎的病人可有 aVR 导联以外 ST 段广泛抬高，少数可出现病理性 Q 波。可出现各型心律失常，特别是室性心律失常和房室传导阻滞等。

（三）超声心动图检查

可正常，也可显示左心室增大，室壁运动减低，左心室收缩功能减低，附壁血栓等。合并心包炎者可有心包积液。

（四）心脏磁共振

对心肌炎诊断有较大价值。典型表现为 T1 和 T2 信号强度增加提示水肿，心肌早期钆增强提示心肌充血，乱延迟增强扫描可见心外膜下或心肌中层片状强化。心肌损伤标志物检查可有心肌肌酸激酶（CK-MB）及肌钙蛋白（T 或 I）增高。

（五）非特异性炎症指标检测

红细胞沉降率加快，C 反应蛋白等非特异性炎症指标常升高。

（六）病毒血清学检测

仅对病因有提示作用，不能作为诊断依据。确诊有赖于检出心内膜、心肌或心包组织内病毒、病毒抗原、病毒基因片段或病毒蛋白。

（七）心内膜心肌活检

除用于确诊本病外，还有助于病情及预后的判断。因其有创，本检查主要用于病情急重、治疗反应差、原因不明的病人。对于轻症病人，一般不常规检查。

【诊断与鉴别诊断】

（一）诊断标准

病毒性心肌炎的诊断主要为临床诊断。根据典型的前驱感染史、相应的临床表现及体征、心电图、心肌酶学检查或超声心动图、CMR 显示的心肌损伤证据，应考虑此诊断。确诊有赖于 EMB。

（二）鉴别诊断

应注意排除甲状腺功能亢进、二尖瓣脱垂综合征以及影响心功能的其他疾病如结缔组织病、血管炎、药物及毒物等引起的心肌炎。可采用 EMB 来明确诊断。

【治疗】

病毒性心肌炎尚无特异性治疗，应该以针对左心功能不全的支持治疗为主。病人应避免劳累，适当休息。出现心力衰竭时酌情使用利尿剂、血管扩张剂、ACEI 等。出现快速型心律失常者，可采用抗心律失常药物。高度房室传导阻滞或窦房结功能损害而出现晕厥或明显低血压时，可考虑使用临时心脏起搏器。

经 EBM 明确诊断的病毒性心肌炎，心肌心内膜持续有病毒相关基因、抗原检出，无论组织学是否提示炎症活动（大量炎症细胞浸润），均建议给予特异性抗病毒治疗。丙种球蛋白的疗效目前尚不肯定。

此外，临床上还可应用促进心肌代谢的药物如腺苷三磷酸、辅酶 A、环腺苷酸等。

暴发性心肌炎和重症心肌炎进展快、死亡率高，在药物治疗基础上保证心肺支持系统十分重要。

第十七章　先天性心血管病

第一节　成人常见先天性心血管病

先天性心血管病是指心脏及大血管在胎儿期发育异常引起的、在出生时病变即已存在的疾病，简称先心病。在我国，先心病的发病率为0.7%~0.8%。成人常见先天性心血管病见表17-1。

表17-1　成人常见先天性心血管病

部位	畸形	血流动力学
心房	房间隔缺损	左向右分流
	卵圆孔未闭	房水平分流较小
心室	室间隔缺损	左向右分流
瓣膜	二叶主动脉瓣	无分流
	肺动脉瓣狭窄	无分流
	三尖瓣下移	无分流
血管	动脉导管未闭	左向右分流
	主动脉缩窄	无分流
	主动脉窦瘤	窦瘤破裂多发生左向右分流
	冠状动脉瘘	多发生左向右分流
复杂	法洛四联症	右向左分流

一、房间隔缺损

房间隔缺损（atrial septal defect，ASD）是最常见的成人先天性心脏病，占成人先天性心脏病的 20%~30%，男女发病率之比为 1：（1.5~3），且有家族遗传倾向。

【病理解剖】

房间隔缺损一般分为原发孔缺损和继发孔缺损。后者又分为中央型缺损、下腔型缺损、上腔型缺损和混合型缺损，以中央型缺损最多见，也可有多个缺损同时存在。

【病理生理】

房间隔缺损对血流动力学的影响主要取决于分流量的多少。分流量的多少除取决于缺损口大小，还与左、右心室的顺应性和体、肺循环的相对阻力有关。持续的肺血流量增加导致肺淤血，使右心容量负荷增加，肺血管顺应性下降，从功能性肺动脉高压发展为器质性肺动脉高压，右心系统压力随之持续增高直至超过左心系统的压力，使原来的左向右分流逆转为右向左分流而出现青紫。

【临床表现】

一般无症状，随病情发展可出现劳力性呼吸困难、心律失常、右心衰竭等，晚期约有 15% 病人因重度肺动脉高压出现右向左分流而有青紫，形成艾森门格综合征。

体格检查最典型的体征为肺动脉瓣区第二心音亢进呈固定性分裂，并可闻及 Ⅱ~Ⅲ 级收缩期喷射性杂音。

【辅助检查】

（一）心电图

可有电轴右偏、右室肥大、右束支传导阻滞等表现。

（二）X 线检查

可见右房、右室增大，肺动脉段突出及肺血管影增加。

（三）超声心动图

具有确诊价值。

（四）心导管检查

可以测量心房水平的分流量以及肺循环阻力。

【诊断与鉴别诊断】

典型的心脏听诊、心电图、X 线表现可提示房间隔缺损存在，超声心动图可以确诊。应与肺静脉畸形引流、肺动脉瓣狭窄及小型室间隔缺损等鉴别。

【治疗】

对于成人房间隔缺损病人，只要超声检查有右室容量负荷增加的证据，就应尽早关闭缺损。房间隔缺损的治疗方法包括介入治疗和外科开胸手术两种。

（一）介入治疗

根据病情选择介入治疗。

（二）手术治疗

在未开展介入手术治疗以前，对所有单纯房间隔缺损已引起血流动力学改变者均应手术治疗。

【预后】

死亡原因常为心力衰竭，其次为肺部感染、肺动脉血栓形成或栓塞。

二、室间隔缺损

室间隔缺损，也是一种常见的先天性心脏畸形，约占成人先天性心血管疾病的 10%~20%。可单独存在，亦可与其他畸形合并发生。

【病理解剖】

室间隔由膜部、漏斗部和肌部三部分组成。根据缺损的部位，室间隔缺损可分为膜部缺损，最常见；漏斗部缺损，又可分为干下型和嵴内型；肌部缺损。

【病理生理】

室间隔缺损必然导致心室水平的左向右分流，其血流动力学效应为：①肺循环血量增多；②左室容量负荷增大；③体循环血量下降；④晚期可形成 Eisenmenger 综合征。

【临床表现】

一般根据血流动力学受影响的程度，症状轻重等，临床上分为大、中、小型室间隔缺损。

（一）小型室间隔缺损

此类病人通常无症状，沿胸骨左缘第 3~4 肋间可闻及 IV ~ VI 级全收缩期杂音伴震颤，P_2 心音可有轻度分裂，无明显亢进。

（二）中型室间隔缺损

部分病人有劳力性呼吸困难。听诊除在胸骨左缘可闻及全收缩期杂音伴震颤外，并可在心尖区闻及舒张中期反流性杂音，P_2 心音可轻度亢进。

（三）大型室间隔缺损

因血流动力学影响严重，存活至成人期者较少见，且常因出现右向左分流而呈现青紫；并有呼吸困难及负荷能力下降。胸骨左缘收缩期杂音常减弱至 III 级左右，P_2 心音亢进；有时可闻及因继发性肺动脉瓣关闭不全而致的舒张期杂音。

【辅助检查】

（一）心电图

室间隔小缺损时心电图可正常或电轴左偏，较大室间隔缺损时可有左室或双室肥大。

（二）X 线检查

小型室间隔缺损可无异常征象；中型室间隔缺损可见肺血增加，心影略向左增大；大型室间隔缺损主要表现为肺动脉及其主要分支明显扩张，但在肺野外 1/3 血管影突然减少，心影大小不一。

（三）超声心动图

是确诊本病的主要无创方法。

（四）心导管检查

可以测量心室水平的分流量以及肺循环阻力。

【诊断与鉴别诊断】

典型室间隔缺损根据临床表现及超声心动图即可确诊。需与肺动脉瓣狭窄、肥厚型心肌病鉴别，合并肺动脉高压者应与原发性肺动脉高压及法洛四联症鉴别。

【治疗】

（一）介入治疗

根据病情采取介入治疗。

（二）手术治疗

室间隔缺损修补术。伴明显肺动脉压增高，肺血管阻力>7Wood 单位者不宜手术。

【预后】

缺损面积较小者预后良好，较大缺损伴有严重肺动脉高压者预后极差。

三、动脉导管未闭

动脉导管未闭是常见的先天性心脏病之一，占先天性心脏病总数的

12%~15%，女性约两倍于男性。约 10%的病例并存其他心血管畸形。

【病理解剖】

动脉导管连接肺动脉总干与降主动脉，是胎儿期血液循环的主要渠道。出生后一般在数个月内因失用而闭塞，如 1 岁后仍未闭塞，即为动脉导管未闭。

【病理生理】

由于存在左向右分流，肺循环血流量增多，致使左心负荷加重，左心随之增大。

【临床表现】

分流量小者可无症状，中等分流量者常有乏力、劳累后心悸、气喘胸闷等症状，突出的体征为胸骨左缘第 2 肋间及左锁骨下方可闻及连续性机械样杂音，常伴有震颤，传导范围广泛。大量分流者，常伴有继发性严重肺动脉高压导致右向左分流，多有青紫，且临床症状严重。

【辅助检查】

（一）心电图

常见的有左室大、左房大的改变，肺动脉高压时，可出现右房大，右室肥大。

（二）X 线检查

透视下所见肺门舞蹈征是本病的特征性变化。

（三）超声心动图

可显示未闭动脉导管。

（四）心导管检查

可了解肺血管阻力、分流情况及除外其他复杂畸形。

【诊断与鉴别诊断】

根据典型杂音、X线及超声心动图表现，大部分可以做出正确诊断。需与主动脉瓣关闭不全合并室间隔缺损、主动脉窦瘤破裂等可引起双期或连续性杂音的病变鉴别。

【治疗】

大多数专家认为动脉导管未闭一经诊断就必须进行治疗，而且大多数能够通过介入方法治愈。

（一）介入治疗

根据病情采取介入治疗。

（一）手术治疗

外科手术采用结扎术或切断缝合术。

【预后】

除少数病例已发展至晚期失去手术介入治疗机会外，总体预后良好。本病容易合并感染性心内膜炎。

四、卵圆孔未闭

卵圆孔是心脏房间隔在胚胎时期的一个生理性通道，正常情况下在出生后 5~7 个月左右融合，若未能融合则形成卵圆孔未闭。卵圆孔未闭与不明原因脑卒中之间存在着密切的联系。

【病理解剖】

在胚胎发育至第 6、7 周时，心房间隔先后发出 2 个隔，先出现的隔为原发隔，后出现的隔为继发隔。卵圆窝处原发隔与继发隔未能粘连融合留下一小裂隙称卵圆孔未闭。

【病理生理】

卵圆孔未闭对心脏的血流动力学影响小，但卵圆孔未闭与不明原因脑卒中之间存在着密切的联系。因卵圆孔未闭的存在造成"反常栓塞"，可引起相应的临床症状。

【临床表现】

卵圆孔未闭在无分流或分流量小时多无症状，难以听到杂音。当发生明显分流时可能出现不明原因脑卒中（cryptogenic stroke，CS）或偏头痛。同时也可伴随晕厥、暂时性失语、睡眠性呼吸暂停、平卧性呼吸困难、斜卧呼吸-直立性低氧血症（platypnea-orthodeoxia syndrome，POS）等潜在症状。

【辅助检查】

（一）心电图、X 线检查

一般无明显异常。

（二）超声心动图

可发现左向右分流或右向左分流的卵圆孔未闭。

（三）心导管检查

可直接证实卵圆孔未闭的存在。

【诊断与鉴别诊断】

卵圆孔未闭的诊断主要靠心脏超声检查来明确诊断。卵圆孔未闭应与小房间隔缺损相鉴别。

【治疗】

卵圆孔未闭合并不明原因脑卒中、一过性脑缺血发作或偏头痛等，应给予治疗，包括药物治疗（抗凝剂或抗血小板制剂）、经导管封堵卵圆孔未闭、外科手术关闭卵圆孔未闭。

（一）介入治疗

根据病情采取介入治疗。

（二）手术治疗

多数情况下，外科修补卵圆孔未闭已被介入治疗所替代。

【预后】

本病一旦发现反常栓塞的证据应及时进行治疗，预后较好。

五、肺动脉瓣狭窄

先天性肺动脉瓣狭窄发病率较高，在成人先天性心脏病中可达 25%。

【病理解剖】

本病主要病理变化可分为 3 型：瓣膜型，瓣下型，瓣上型。

【病理生理】

主要的病理生理为右心室的排血受阻，右室压力增高，右室代偿性肥厚，最终右室扩大以致衰竭。

【临床表现】

轻症肺动脉瓣狭窄可无症状，中度狭窄者在活动时可有呼吸困难及疲倦，严重狭窄者可因剧烈活动而导致晕厥甚至猝死。

典型的体征为胸骨左缘第 2 肋间有一响亮的收缩期喷射性杂音，传导广泛可传及颈部，整个心前区甚至背部常伴有震颤；肺动脉瓣区第二心音减弱。

【辅助检查】

(一) 心电图

可出现电轴右偏、右室肥大、右房增大。也可见不完全右束支传导阻滞。

(二) X 线检查

可见肺动脉段突出，肺血管影细小，肺野异常清晰；心尖左移上翘，心影明显增大。

（三）超声心动图

可见肺动脉瓣增厚，可定量测定瓣口面积，可计算出跨瓣或狭窄上下压力阶差。

（四）右心导管检查和右心室造影

可确定狭窄的部位及类型，测定右心室和肺动脉的压力。

【诊断与鉴别诊断】

典型的杂音、X线表现及超声心动图检查可以确诊。鉴别诊断应考虑原发性肺动脉扩张，房、室间隔缺损，法洛四联症及 Ebstein 畸形等。

【治疗】

（一）介入治疗

是首选方法。

（二）手术治疗

球囊扩张不成功或不宜行球囊扩张者，如狭窄上下压力阶差>40mmHg 应采取手术治疗。

【预后】

介入或手术治疗效果均良好。重症狭窄如不予处理，可致右心衰而死亡。

六、二叶主动脉瓣

先天性二叶主动脉瓣是成人先天性心脏病中较常见的类型之一，在人群中的发病率约为1%。

【病理解剖】

主动脉瓣及其上、下邻近结构的先天性发育异常有较多类型，但在成年人中以二叶主动脉瓣最为常见。随着年龄增长，二叶瓣可导致主动脉瓣狭窄，及主动脉瓣关闭不全。

【病理生理】

当二叶瓣功能正常时无血流动力学异常，一旦出现瓣膜狭窄或关闭不全则可出现相应的血流动力学变化。

【临床表现】

瓣膜功能正常时可无任何症状体征。瓣膜功能障碍出现狭窄或关闭不全时表现相应的症状体征，请参阅瓣膜病的相关章节。

【辅助检查】

(一) 超声心动图

超声心动图是诊断二叶主动脉瓣最直接、最可靠的检查方法。

(二) 心电图及X线

伴发主动脉瓣狭窄后继发左心室肥厚，或伴发主动脉瓣关闭不全继发左心室扩大，心电图及X线可有相应的表现。

(三) 心导管检查

仅用于拟行介入或手术治疗的病人。

【诊断与鉴别诊断】

根据超声心动图所见诊断并不困难。主要应与风湿性瓣膜病及梗阻性肥厚型心肌病相鉴别。

【治疗】

（一）介入治疗

根据病情采取介入治疗。

（二）手术治疗

对于有瓣膜狭窄且有相应症状，跨瓣压力阶差≥50mmHg 时，宜行瓣膜成形或换瓣手术；对于瓣膜关闭不全，心脏进行性增大者，应考虑换瓣手术治疗。

【预后】

单纯二叶主动脉瓣畸形的预后取决于并发的功能障碍的程度。此外，本病易患感染性心内膜炎，病情可因此急剧恶化。

七、三尖瓣下移畸形

先天性三尖瓣下移畸形多称之为埃勃斯坦畸形，在先天性心脏病中属少见。

【病理解剖】

本病的主要病变为三尖瓣瓣叶及其附着部位的异常，右心室被下移的三尖瓣分隔为较小的功能性右室（肌部及流出道）及房化的右室，与原有的右房共同构成一大心腔。

【病理生理】

主要为三尖瓣关闭不全的病理生理变化，右房压增高。如同时有房间隔缺损，可能导致右向左分流而有青紫。

【临床表现】

病人自觉症状轻重不一，可有心悸、气喘、乏力、头晕和右心衰竭等。约80%病人有青紫，有20%病人有阵发性房室折返性心动过速病史。

最突出的体征是心界明显增大，心前区搏动微弱。心脏听诊可闻及四音心律。胸骨左缘下端可闻及三尖瓣关闭不全的全收缩期杂音，颈动脉扩张性搏动及肝大伴扩张性搏动均可出现。

【辅助检查】

（一）心电图

常有一度房室传导阻滞、P波高尖、右束支传导阻滞。约25%有预激综合征（右侧房室旁路）图形。

（二）X线检查

球形巨大心影为其特征。

（三）超声心动图

具有重大诊断价值，可见到下移的瓣膜、巨大右房、房化右室及相对甚小的功能性右室、缺损的房间隔亦可显现。

（四）右心导管检查

拟行手术治疗者宜行右心导管检查。

【诊断与鉴别诊断】

临床表现及超声检查可确诊。有青紫者应与其他青紫型先天性心脏病及三尖瓣闭锁鉴别；无青紫者应与扩张型心肌病和心包积液鉴别。

【治疗】

症状轻微者可暂不手术，随访观察，心脏明显增大，症状较重者应行手术治疗。

八、先天性主动脉缩窄

先天性主动脉缩窄是指局限性主动脉管腔狭窄，为先天性心脏大血管畸形，在各类先天性心脏病中占 5%~8%，男女之比为（3~5）：1。

【病理解剖】

根据缩窄部位与动脉导管部位的关系，可分为导管前型及导管后型。

【病理生理】

本病主要病理生理为体循环近端缩窄以上供血范围高血压，包括上肢血压升高而以下肢为代表的缩窄以下的血压降低。

【临床表现】

成人主动脉缩窄常无症状，部分病人可出现劳力性呼吸困难、头痛、头晕、鼻出血、下肢无力、麻木、发凉甚至有间歇性跛行。

最明显的体征表现为上肢血压有不同程度的增高，下肢血压下降。心尖冲动增强，心界常向左下扩大，沿胸骨左缘到中上腹可闻及收缩中后期喷射性杂音，有时可在左侧背部闻及。约有 20% 的病人存在动脉导管未闭。

【辅助检查】

(一) 心电图

常有左室肥大及（或）心肌劳损表现。

(二) X 线检查

可见左室增大、升主动脉增宽，缩窄上下血管扩张而使主动脉弓呈 3 字征。

(三) 超声心动图

可测定缩窄上下压力阶差。

(四) 磁共振检查

可显示整个主动脉的解剖构形及侧支循环情况。

(五) 心导管检查和主动脉造影术

可进行压力测定，显示缩窄的部位、长度以及侧支循环的情况，是否存在动脉导管未闭等。

【诊断与鉴别诊断】

典型的上下肢血压的显著差别及胸部杂音可提示本病的诊断，超声心动图检查可确诊。鉴别诊断应考虑主动脉瓣狭窄，动脉导管未闭及多发性大动脉炎等。

【治疗】

（一）介入治疗

根据病情采取介入治疗。

（二）手术治疗

一般采用缩窄部位切除端端吻合或补片吻合，术后有时可有动脉瘤形成。较早手术者，预后相对较好。

【预后】

成年后手术死亡率高于儿童期手术，如不手术大多死于 50 岁以内，其中半数以上死于 30 岁以内。

九、主动脉窦瘤

先天性主动脉窦瘤是一种少见的先天性心脏病变。此病变大多在成年时被发现，男性多于女性。

【病理解剖】

本病主要在主动脉窦部，随着年龄增长瘤体常逐渐增大并突入心腔中，当瘤体增大至一定程度，瘤壁变薄而导致破裂。窦瘤可破入右心房、右心室、肺动脉、左心室或心包腔。部分病人合并有室间隔缺损。

【病理生理】

根据窦瘤的部位及破入不同的腔室而有不同的病理生理变化，如破入心包则可因急骤发生的心脏压塞而迅速死亡。临床上以右冠状动脉窦瘤破入右心室更为常见，并具有典型的类似心室水平急性左向右分流的病理生理特征。

【临床表现】

在瘤体未破裂前一般无临床症状或体征。当窦瘤破裂后病人会出现心悸、胸痛、呼吸困难、咳嗽等急性心功能不全症状，随后逐渐出现右心衰竭的表现。体征以胸骨左缘第3、4肋间闻及连续性响亮的机器样杂音，伴有震颤为特征。

【辅助检查】

（一）心电图

可正常，窦瘤破裂后可出现左室增大或左、右室增大表现。

（二）X线检查

窦瘤破裂后，可见肺淤血，左、右心室增大。

（三）超声心动图

窦瘤未破裂前即可见到相应的窦体增大有囊状物膨出。瘤体破裂后可见裂口；超声多普勒可显示经裂口的血液分流。

（四）磁共振显像

可更清晰地显示窦瘤部位大小及与周围心血管腔室的关系。

（五）心导管检查

可准确判断破入的部位及分流量。

【诊断与鉴别诊断】

由于影像检查技术的发展及普及，临床上发现未破裂主动脉窦瘤的概率增加。事先未发现主动脉瘤者，出现急性症状体征时应与急性心肌梗死、动脉导管未闭、室间隔缺损伴有主动脉瓣关闭不全等相鉴别。

【治疗】

窦瘤未破裂者不予处理，随访观察。一旦破裂应该尽早治疗。

（一）介入治疗

根据病情采取介入治疗。

（二）手术治疗

开胸外科修补。

【预后】

窦瘤一旦破裂预后不佳，如不能手术治疗，多在数周或数个月内死于心力衰竭。

十、冠状动脉瘘

冠状动脉瘘是指冠状动脉与心腔、冠状静脉、肺动脉等的异常连接，是一种少见的先天性心脏病，发病率为 1.3%。

【病理解剖】

冠状动脉瘘可进入心脏和大血管的任何部位，右冠状动脉瘘多见（约 50%~60%），故引入右心系统最为常见（90%），依次为右室（40%）、右房（25%）、肺动脉（17%）、冠状静脉窦（7%），较少引入左房、左室。

【病理生理】

冠状动脉瘘与右心系统交通时，增加右心负荷，并使肺血流量增多，导致肺动脉高压，随着年龄的增长可并发充血性心力衰竭。冠状动脉瘘与左心系统交通时不产生左向右分流，但使左心负荷增加。因心肌血管床阻力高于瘘管，故冠脉血流易经瘘管直接回流入心腔，这种冠状动脉"窃血"现象可减少心肌灌注，使在部分病人产生局部心肌供血不足。

【临床表现】

大多数 CAF 无临床症状或体征，通常在体检时发现心脏杂音或行导管介入时发现，产生大量左向右分流的 CAF 则可导致"窃血综合征"，出现心绞痛等症状。CAF 最常见的并发症为心力衰竭，约有75%的 CAF 病人在 40~50 岁出现心力衰竭症状。

体征以连续性杂音伴局部震颤为特征，类似动脉导管未闭，右心室瘘者，以胸骨左缘4、5肋间舒张期杂音最响，而瘘入右房者，则胸骨右缘第2肋间收缩期杂音最响。肺动脉或左房瘘的杂音则沿胸骨左缘第2肋间最响。

【辅助检查】

（一）心电图

可见左室高电压、左室肥厚及双室肥厚，右心室肥大。部分病人有心房颤动。

（二）X 线检查

分流量较大者可见肺血及心影轻度增大。

（三）超声心动图

能够清楚地显示扩张的冠状动脉，并追踪冠状动脉的走向，同时用彩色多普勒观察、发现瘘口的所在部位。

（四）磁共振显像

能够显示瘘的起源、走行、终点等形态学特点外，还能提供瘘管内血流量、心功能以及心肌厚度等。

（五）心导管检查

冠状动脉造影目前仍是 CAF 诊断的金标准，可显示 CAF 的起源、走行、分布、瘘口位置及大小、瘤样扩张及"窃血"现象等。

【诊断与鉴别诊断】

综合症状、心前区杂音、X 线、心电图及超声心动图检查，本病诊断并不困难，但需与动脉导管未闭、主动脉窦瘤、主-肺间隔缺损及室间隔缺损合并主动脉瓣关闭不全相鉴别。

【治疗】

（一）介入治疗

根据病情采取介入治疗。

（二）手术治疗

传统外科手术治疗方法为瘘管结扎，其他治疗方法包括经冠状动脉修补和经心腔修补瘘口。

【预后】

大部分成功栓塞的 CAF 病人预后较好。

十一、法洛四联症

先天性法洛四联症是联合的先天性心血管畸形，包括肺动脉狭窄、室间隔缺损、主动脉右位（主动脉骑跨于缺损的室间隔上）、右室肥大四种异常，是最常见的发绀型先天性心脏病，在成人先天性心脏病中所占比例接近 10%。

【病理解剖】

本症主要畸形为室间隔缺损，均为大缺损，多为膜周部，左、右心室压力相等；肺动脉狭窄可为瓣膜、瓣上、瓣下型，以右心室流出道漏斗部狭窄为最多；主动脉骑跨右心室所占比例可自 15%～95% 不等；右心室肥厚为血流动力学影响的继发改变，本症常可伴发其他畸形，如同时有房间隔缺损则称之为法洛五联症。

【病理生理】

由于室间隔大缺损，左、右心室压力相等，相当于一个心室向体循环及肺循环排血，右心室压力增高，但由于肺动脉狭窄，肺动脉压力不高甚至降低，大量右心室血流经骑跨的主动脉进入体循环，使动脉血氧饱和度明显降低，出现青紫并继发红细胞增多症。

【临床表现】

主要是自幼出现的进行性青紫和呼吸困难，易疲乏，劳累后常取蹲踞位休息。严重缺氧时可引起晕厥，长期右心压力增高及缺氧可发生心功能不全。病人除明显青紫外，常伴有杵状指（趾），心脏听诊肺动脉瓣第二心音减弱以至消失，胸骨左缘常可闻及收缩期喷射性杂音。脑血管意外（如脑梗死）、感染性心内膜炎、肺部感染为本病常见并发症。

【辅助检查】

（一）血常规检查

可显示红细胞、血红蛋白及血细胞比容均显著增高。

（二）心电图

可见电轴右偏、右心室肥厚。

（三）X 线检查

主要为右心室肥厚表现，肺动脉段凹陷，形成木靴状外形，肺血管纹理减少。

（四）超声心动图

可显示右心室肥厚、室间隔缺损及主动脉骑跨。右心室流出道狭窄及肺动脉瓣的情况也可以显示。

（五）磁共振检查

对于各种解剖结构异常可进一步清晰显示。

（六）心导管检查

对拟行手术治疗的病人应行心导管检查，根据血流动力学改变，血氧饱和度变化及分流情况进一步确定畸形的性质和程度，以及有无其他合并畸形，为制订手术方案提供依据。

【诊断与鉴别诊断】

根据临床表现、X 线及心电图检查可提示本症，超声心动图检查基本上可确定诊断。鉴别诊断应考虑与大动脉错位合并肺动脉瓣狭窄、右心室双出口及艾森门格综合征相鉴别。

【治疗】

未经手术而存活至成年的本症病人，唯一可选择的治疗方法为手术纠正畸形，手术危险性较儿童期手术为大，但仍应争取手术治疗。近年来，随着先心病介入治疗技术的迅速发展，目前介入治疗已成为先心病治疗的重要手段，导管介入与外科手术相结合镶嵌治疗法洛四联症，大大提高了病人救治的机会。

【预后】

儿童期未经手术治疗者预后不佳，多于 20 岁以前死于心功能不全或脑血管意外、感染性心内膜炎等并发症。

十二、艾森门格综合征

艾森门格综合征严格的意义上并不能称为先天性心脏病，而是一组先天性心脏病发展的后果。如先天性室间隔缺损持续存在，肺动脉高压进行性发展，原来的左向右分流变成右向左分流，从无青紫发展至有青紫时，即称之为艾森门格综合征。其他如房间隔缺损、动脉导管未闭等也可有类似的情况。因此，本征也可称之为肺动脉高压性右向左分流综合征。在先天性心脏病手术尚未普及时临床上本征较多见，近年来已逐渐减少。

【病理解剖】

除原发的室间隔缺损、房间隔缺损或动脉导管未闭等原有畸形外，可见右心房、右心室均明显增大；肺动脉总干和主要分支扩大，而肺小动脉壁增厚，内腔狭小甚至闭塞。

【病理生理】

本征原有的左向右分流流量一般均较大，导致肺动脉压增高，开始为功能性肺血管收缩，持续存在的血流动力学变化，使右心室和右心房压力增高；肺动脉也逐渐发生器质性狭窄或闭塞病变，使原来的左向右分流逆转为右向左分流而出现青紫，均有继发性相对性肺动脉瓣及三尖瓣关闭不全，此种情况多见于室间隔缺损者，发生时间多在 20 岁以后。

【临床表现】

轻至中度青紫，于劳累后加重，逐渐出现杵状指（趾），常伴有气急、乏力、头晕等症状，以后可出现右心衰竭的相关症状。

体征示心浊音界明显增大，心前区胸骨左缘 3~4 肋间有明显搏动，原有的左向右分流的杂音减弱或消失（动脉导管未闭的连续性杂音中，舒张期部分可消失），肺动脉瓣第二心音亢进、分裂，以后可出现舒张期杂音，胸骨下段偏左部位可闻及收缩期反流性杂音。

【辅助检查】

（一）心电图

右心室肥大劳损、右心房肥大。

（二）X 线检查

右心室、右心房增大，肺动脉干及左、右肺动脉均扩大，肺野轻度淤血或不淤血，血管纹理变细，左心情况视原发性畸形而定。

（三）超声心动图

除原有畸形表现外，肺动脉扩张及相对性肺动脉瓣及三尖瓣关闭不全支持本征诊断。

（四）心导管检查

除可见原有畸形外，可确定双向分流或右向左分流，肺动脉压力、肺血管阻力。通过血管扩张试验评价肺血管反应性。

【诊断与鉴别诊断】

根据病史及临床上晚发青紫，结合 X 线及超声心动图检查，诊断一般无困难。鉴别诊断主要与先天性青紫型心脏畸形鉴别，一般亦无困难。

【治疗】

唯一有效的治疗方法是进行心肺联合移植或肺移植的同时修补心脏缺损。

【预后】

为先天性心脏病后期已失去手术治疗机会，预后不良。

第二节　成人先天性心脏病的介入治疗

随着影像学、各种导管技术以及使用的介入器材的不断改进与发展，先心病介入治疗在一定范围内已经取代了外科手术治疗。目前，我国每年约有超过 2.5 万先心病病人接受介入治疗。

一、球囊瓣膜成形术

（一）经皮球囊肺动脉瓣成形术

经皮球囊肺动脉瓣成形术（Percutaneous balloon pulmonary valvuloplasty, PBPV）是较早应用的非手术介入性先天性心脏病的治疗措施，首例成功报告为 1982 年。国内也于 20 世纪 80 年代后期起步，目前已累积了较为成熟的经验，成为单纯肺动脉瓣狭窄的首选治疗方法。

1. 适应证

①单纯肺动脉瓣狭窄，跨肺动脉压差≥40mmHg；②青少年及成人病人，跨肺动脉瓣压≥30mmHg，同时合并劳力性呼吸困难、心绞痛、晕厥或先兆晕厥等症状。

2. 禁忌证

①肺动脉瓣下漏斗部狭窄、肺动脉瓣狭窄伴先天性瓣下狭窄、肺动脉瓣狭窄伴瓣上狭窄；②重度发育不良型肺动脉瓣狭窄肺动脉瓣狭窄伴需外科处理的三尖瓣重度反流。

3. 并发症

穿刺部位血管并发症，术中心律失常，三尖瓣受损及继发性肺动脉瓣关闭不全。

4. 疗效及预后

PBPV 并发症及死亡率明显低于手术治疗，总死亡率<0.5%。

（二）经皮球囊主动脉瓣成形术

经皮球囊主动脉瓣成形术（percutaneous balloon aortic valvuloplasty，PBAV）用于治疗儿童与青少年主动脉瓣狭窄始于 1983 年，但远期疗效也不十分理想，再狭窄的发生率也较高。

1. 适应证

典型主动脉瓣狭窄不伴主动脉严重钙化，心排血量正常时经导管检查跨主动脉瓣压差≥60mmHg，无或仅轻度主动脉瓣反流；对于青少年及成人病人，若跨主动脉瓣压差≥50mmHg，同时合并有劳力性呼吸困难、心绞痛、晕厥或先兆晕厥等症状，或者体表心电图（安静或运动状态下）左胸导联出现 T 波或 ST 段变化，亦推荐球囊扩张术。

2. 禁忌证

①先天性主动脉瓣狭窄伴有主动脉及瓣膜发育不良者；②合并中度或重度主动脉瓣反流者。

3. 并发症

①术中引起血流动力学障碍及（或）心律失常；②血管损伤；③主动脉瓣关闭不全或残余狭窄。

4. 疗效及预后

PBAV 后即刻压力阶差可明显下降，但术后发生关闭不全者比例约有45%，有 14%的病人在两年内需行瓣膜置换术。

二、经导管封堵术

（一）动脉导管未闭封堵术

1966 年 Porstmarm 首先应用经导管塑料栓子闭合 PDA 获得成功，开创了先心病介入治疗的先河。1983 年，我国学者钱晋卿在此基础上加以研制改进，率先在国内开展了 PDA 的介入治疗。随着介入技术的不断提高以及封堵器的不断改进，动脉导管未闭封堵术已成为 PDA 的主要治疗方法。蘑菇伞型封堵器是目前应用最为广泛的封堵器。其他还有弹簧圈、成角型蘑菇伞封堵器、肌部和膜部室间隔缺损封堵器、Amplatzer Plug 等。

1. 适应证

绝大多数的 PDA 均可经介入封堵，可根据不同年龄，不同未闭导管的类型选择不同的封堵器械。

2. 禁忌证

感染性心内膜炎、心脏瓣膜或导管内有赘生物；严重肺动脉高压出现右向左分流、肺总阻力>14woods；合并需要外科手术矫治的心内畸形；依赖 PDA 存活的病人；合并其他不宜手术和介入治疗疾病的病人。

3. 并发症

①封堵器的脱落：发生率约 0.3%；②溶血：发生率<0.8%；③残余分流和封堵器移位；④血管并发症及术后心律失常等。

4. 疗效及预后

PDA 封堵术的成功率高达98%，仅有极少数病例失败。

（二）房间隔缺损封堵术

1976 年有学者报道应用双伞状堵塞器封闭 ASD 成功。此后，随着介入器材的研发及影像学的发展，此技术已日臻成熟。

1. 适应证

①继发孔型 ASD 直径≥5mm，伴右心容量负荷增加，≤36mm 的左向右分流 ASD；②缺损边缘至冠状静脉窦，上、下腔静脉及肺静脉的距离≥5mm，至房室瓣≥7mm；③房间隔的直径>所选用封堵伞左房侧的直径；④不合并必须外科手术的其他心脏畸形。

2. 禁忌证

①原发孔型 ASD 及静脉窦型 ASD；②已有右向左分流者；③近期有感染性疾病，出血性疾病以及左心房和左心耳有血栓。

3. 并发症

①残余分流：即刻残余分流发生率为 6%~40，术后 72 小时为 4%~12%，而 3 个月之后残余分流发生率仅为 0.1%~5%；②血栓或气体栓塞；③血管并发症及感染；④心律失常等。

4. 疗效及预后

对于条件和大小合适的 ASD，介入封堵治疗成功率可达 100%。

(三) 室间隔缺损封堵术

1988 年 Lock 等首次应用双面伞经导管成功封堵 VSD，此后有多种装置应用于经导管 VSD 的介入治疗。随着治疗病例的增加和对 VSD 解剖学认识的提高，不断对封堵器进行改进，VSD 介入治疗适应证范围进一步扩大，成功率大大提高。

1. 适应证

①有血流动力学异常的单纯性 VSD，直径>3mm 且<14mm；②VSD 上缘距主动脉右冠≥2mm，无主动脉右冠瓣脱入 VSD 及主动脉瓣反流；③超声在

大血管短轴五腔心切面 9~12 点位置；④肌部 VSD>3mm；⑤外科手术后残余分流。

2. 禁忌证

①巨大 VSD、缺损解剖位置不良，封堵器放置后可能影响主动脉瓣或房室瓣功能；②重度肺动脉高压伴双向分流；③合并出血性疾病、感染性疾病或存在心、肝、肾功能异常以及栓塞风险等。

3. 并发症

与 ASD 介入封闭术相似。

4. 疗效及预后

介入封堵膜周部 VSD 的总体成功率在 95% 以上。严重并发症发生率为 2.61%，死亡率为 0.05%。

（四）卵圆孔未闭封堵术

早在 1877 年德国病理学家 Cohnheim 就提出 PFO 与脑卒中相关联。1992 年 Bridges 等首先开始应用介入方法封堵 PFO 预防再发脑卒中，并进行了长期的随访，其中 97% 的病人未再发生栓塞。2017 年多项权威的研究均证明，对于合并 PFO 的不明原因脑栓塞病人，进行卵圆孔封堵术治疗优于内科药物保守治疗。

1. 适应证

①年龄>16 岁；②不明原因脑栓塞（CS）/短暂性脑缺血发作（TIA）合并 PFO，且有中-大量右向左分流（RLS）；③PFO 相关脑梗死/TIA，使用抗血小板或抗凝治疗无效或仍有复发；或 PFO 合并明确深静脉血栓或肺栓塞，不适宜抗凝治疗者；④顽固性或慢性偏头痛合并 PFO。

2. 禁忌证

①可以找到任何原因的脑栓塞；②脑卒中急性期；③心腔内血栓形成，下腔静脉或盆腔静脉血栓形成导致完全闭塞；④合并肺动脉高压或 PFO 为特殊通道；⑤合并出血性疾病或出血倾向；⑥合并全身或局部感染。

3. 并发症

封堵 PFO 安全性较高，并发症少见。心包积液或填塞的发生率为 0.3%，封堵器栓塞或移位发生率 0.4%，主动脉侵蚀及封堵器过敏很罕见。

4. 疗效及预后

与药物治疗相比，PFO 封堵术对脑卒中二级预防，减少脑卒中复发的疗效已经得到证实，并且可减少先兆型偏头痛的天数。

（五）冠状动脉瘘封堵术

1983 年 Reidy 等首次报道了经导管冠状动脉瘘封堵术（transcatheter closure of coronary arterial fistula，TCC）。目前可供临床使用的封堵器械主要包括弹簧圈、PDA 封堵器或 VSD 封堵器。

1. 适应证

①有明显外科手术适应证的先天性 CAF，不合并其他需要手术矫正的心脏畸形；②易于安全到达、能够清晰显影的瘘管；③非多发的 CAF 开口；④冠状动脉瘘口狭窄、瘘管瘤样扩张。

2. 禁忌证

①拟封堵的冠状动脉分支远端有侧支发出；②受累及的冠状动脉血管极度迂曲；③右心导管检查提示右向左分流，重度肺动脉高压；④术前 1 个月内患有严重感染。

3. 并发症

除穿刺血管的相关并发症外，主要并发症有：封堵器脱落造成栓塞；急性心肌梗死；CAF 夹层形成；一过性心律失常。

4. 疗效及预后

介入治疗可作为 CAF 的首选治疗方法。但由于术后存在瘘管再通、冠状动脉的持续扩张、血栓形成、钙化及心肌缺血等可能，应进行长期随访。

（六）主动脉窦瘤破裂封堵术

自 1994 年 Cullen 等首次成功介入封堵主动脉窦瘤破裂（ruptured sinus of valsalva aneurysm，RSVA）至今，介入封堵术已成为有明确适应证病人的一种治疗新选择。但目前尚无专用封堵器材，多采用 PDA 或 VSD 封堵器。

1. 适应证

①年龄>3 岁，体重>15kg；②主动脉窦瘤破口直径在 2~12mm，窦瘤破口边缘至主动脉瓣环距离≥7mm，距右冠状动脉开口距离≥5mm；③瘘口破入右心室或右心房水平的左向右分流；④心功能可耐受手术，不伴有需外科纠正的畸形。

2. 禁忌证

①窦瘤破入左心房或左心室；②严重肺动脉高压并已导致右向左分流者；③严重主动脉瓣关闭不全；④心腔内有赘生物或血栓；⑤合并感染性心内膜炎，以及存在其他感染或出血性疾病；⑥肝肾功能严重异常、一般状况差不能耐受手术者；⑦合并其他复杂先天性心脏畸形需外科手术处理者。

3. 并发症

常见并发症有残余分流，主动脉瓣关闭不全或主动脉瓣关闭不全加重，急性左心衰，影响冠状动脉开口，封堵器释放不成功、封堵器移位或脱落，感染性心内膜炎，束支或房室传导阻滞等心律失常，心包积液，血栓事件等。

4. 疗效与预后

主动脉窦瘤破裂病人多伴有心功能不全，若适应证选择恰当，介入封堵效果确切。

三、先天性心脏病的其他介入治疗术

对于某些先天性心脏病不能手术纠正或暂时不宜手术者，有些介入手段可作为缓症处理，争取今后手术时机或姑息治疗以减轻症状。

1. 经皮球囊动脉扩张及支架/瓣膜植入术

可用于：①先天性主动脉缩窄；②肺动脉瓣远端单纯肺动脉主干或分支狭窄；③法洛四联症，外科手术无法纠治的肺动脉分支狭窄或肺动脉瓣关闭不全。

2. 人工房间隔造口术

可用于：①新生儿或婴儿严重青紫性心脏病，室间隔完整者；②先天性二尖瓣严重狭窄或闭锁；③完全性肺静脉异位引流。

3. 异常血管弹簧圈堵闭术

可用于：①先天性肺动静脉瘘；②先天性心脏病姑息手术后的血管间异常通道。

参考文献

［1］ 陈灏珠，林果为，王吉耀. 实用内科学 ［M］. 14 版. 北京：人民卫生出版社，2013

［2］ 侯晓华. 实用内科疾病临床处理手册 ［M］. 武汉：湖北科学技术出版社，2015.

［3］ 吴东. 北京协和医院内科住院医师手册 ［M］. 北京：人民卫生出版社，2012.

［4］ 曾学军. 内科临床思维基本功释例 ［M］. 北京：中国协和医科大学出版社，2013.

［5］ 陆再英. 内科鉴别诊断学 ［M］. 19 版. 北京：中国医药科技出版社，2011